JN033626

国試出題基準　領域別ファイリングノート3

基礎看護学 の ノート

3

編著：杉本由香

Gakken

はじめに
～ノートをファイリングすることの重要性～

　みなさんのノートは授業中の板書や先生の説明を書き留めるだけのものになってはいませんか？　ちゃんと活用できるノートを作れているでしょうか？

　看護の勉強では非常に多くの専門知識を学びます．さらに，それらは個別の知識ではなく，きちんとむすびつけていかなければなりません．

　そのためには，学んだことを必要なときに効率よく見返せるよう整理された「まとめノート」が効果的です．

　そこでおすすめするのは，講義・実習での学び・国試対策すべてがつまった"まとめノート"です．みなさん自身にとっての【最強の資料】となる"まとめノート"を作っていきましょう．

　このノートは，単に講義で板書されたことを清書したものや配布資料を書き写しただけのものではいけません．予習をして，授業を受けて，復習して，自分が学んで理解したことを，どんどん足していき，すべてひとまとめにしたノートなのです．

　最上級生から始めても大丈夫！　「まとめノート」の仕組みはカンタンです．

　看護師国家試験出題基準に示されている出題項目あるいは教科書に出てくるキーワードごとにまとめてノートを作っていけばよいのです．

　あとから学習して知ったことも次々書き足していけますので，1回作って終わりではなく，どんどん充実していくノートになります．

　ノートには自分が学んだことがすべて書かれているわけですから，何度でも見直して確認することができる【最強の資料】となります．さらに自分が学習した量も目で見ることができます．

　看護師国家試験出題基準に示されている出題項目ごとにノートにまとめるため，ルーズリーフで作成することで，実習の事前学習として必要なところを取り出してファイリングしたり，実習に携帯して学んだことをすぐに書き足したりできるため，効率的です．

　また，看護師国家試験に向けて，新たにあわててノートまとめをしなくても過去問題や予想問題，模擬試験などで学習する場合に，わからなかったところなどを確認する資料として使えます．さらにそこでも追加の知識をまとめていけば，これまた国試対策の最強の味方になりますね！

　本ファイリングノートシリーズは，看護師国家試験出題基準の領域別に順次発売となりますので，ぜひそろえてお役立てください．

杉本由香

本書の使い方

ルーズリーフで書き込んで・わかりやすく・カンペキに整理！

3つのステップで簡単にまとめる！

Step 1 本ノートの仕組みを理解しましょう

① 本ノートは，「看護師国家試験出題基準」の項目に沿ってそれぞれの見出しを立てています．

② 項目ごとで必ず学んでおく知識について，あらかじめイラスト・図・表および正文での解説を入れて，自分で作りこむ前の「ベースとなるノート」となっています．

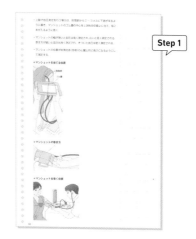

Step 1

Step 2 予習・復習したことなど，講義や実習で学んだことをノートにどんどん書き込んでいきましょう

① できる限り講義や実習を受けたその日のうちにまとめましょう！

② イラスト・図表には関連の強い内容をどんどん追加！

③ ノート左側の余白に，関連する重要事項等を書き足して充実させていきましょう！

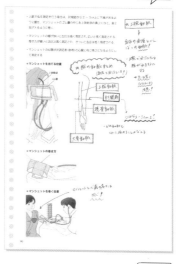

Step 2

Step 3 看護師国家試験の過去問題などを関連させてまとめましょう

① 本ノートは看護師国家試験出題基準の項目ごとに見出しを立てているので，その内容に関連する過去問題をノート下のスペースにまとめていきます．

② どこに何が書いてあるのかを探しやすくするために，インデックスシールを活用すると検索が容易になります！　関連領域ごとにまとめていきましょう！

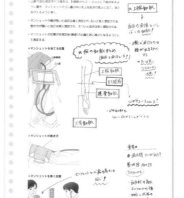

Step 3

■ 引用・参考文献

1）竹田津文俊編著：説明できる病態生理—解剖・疾患・アセスメントにつながる！．学研メディカル秀潤社，2019.
2）竹田津文俊編著：説明できる解剖生理—病態・疾患・アセスメントにつながる！．学研メディカル秀潤社，2021.
3）窪田誠・安部正敏監：骨・筋肉・皮膚イラストレイテッド．学研メディカル秀潤社，2011.
4）藤野智子監，三浦英恵・村田洋章編：Nursing Canvas Book1 基礎と臨床がつながるバイタルサイン．学研メディカル秀潤社，2015.
5）金子仁久編著：透かしてみるとミルミルわかる！ 解剖学．学研メディカル秀潤社，2021.
6）高木永子監：看護過程に沿った対症看護 病態生理と看護のポイント 第5版．学研メディカル秀潤社，2018.
8）尾崎比呂美ほか：国試・臨床で必ず役立つ！ よくわかる輸血．Nursing Canvas，7（12）：50-59，2019.
9）解剖生理をひとつひとつわかりやすく．学研メディカル秀潤社，2020.
12）近藤泰児監，畑田みゆき編：見てできる臨床ケア図鑑 呼吸器ビジュアルナーシング．学研メディカル秀潤社，2018.
16）竹尾惠子監：看護技術プラクティス 改訂第4版．学研メディカル秀潤社，2019.
17）稲川利光編：整形外科ビジュアルリハビリテーション．学研メディカル秀潤社，2021.
18）落合慈之監，石原照夫編：呼吸器疾患ビジュアルブック．学研メディカル秀潤社，2012.
19）落合慈之監，下出真法編：整形外科疾患ビジュアルブック 第2版．学研メディカル秀潤社，2018.
20）落合慈之監，山﨑正雄・柴田講編：循環器疾患ビジュアルブック 第2版．学研メディカル秀潤社，2017.
21）落合慈之監，針原康・松橋信行・小西敏郎編：消化器疾患ビジュアルブック 第2版．学研メディカル秀潤社，2014.
22）落合慈之監，稲川利光編：リハビリテーションビジュアルブック 第2版．学研メディカル秀潤社，2020.
23）落合慈之監，森田明夫・吉澤利弘編：脳神経疾患ビジュアルブック．学研メディカル秀潤社，2016.
24）落合慈之・平形明人監，永本敏之ほか編：眼科疾患ビジュアルブック．学研メディカル秀潤社，2014.
25）落合慈之監，渋谷祐子・志賀淑之編：腎・泌尿器疾患ビジュアルブック 第2版．学研メディカル秀潤社，2020.
28）落合慈之監，中尾一成編：耳鼻咽喉科疾患ビジュアルブック 第2版．学研メディカル秀潤社，2020.
29）杉本由香編：2023年版 看護師国家試験 予想問題720．学研メディカル秀潤社，2022.
31）大橋優美子ほか監：看護学学習辞典 第3版．学研メディカル秀潤社，2008.
32）杉本由香編著：Nursing Canvas Book8 生体検査・検体検査・看護技術．学研メディカル秀潤社，2016.
33）小林美亜編：医療安全 患者の安全を守る看護の基礎力・臨床力 改訂第2版．学研メディカル秀潤社，2018.
34）鎌倉やよい監：実践するヘルスアセスメント 身体の構造と機能からアセスメントを導く．学研メディカル秀潤社，2012.
35）尾野敏明監：Nursing Canvas Book11 看護技術"根拠"のポイント．学研メディカル秀潤社，2017.
36）デビッド・ロモ：災害と心のケア ハンドブック．アスク・ヒューマン・ケア，1995.
37）道免和久ほか：機能的自立度評価法（FIM）．総合リハビリテーション，18（8）：628，1990.
38）日本蘇生学会：RC蘇生ガイドライン2020．2020.（https://www.jrc-cpr.org/jrc-guideline2020/ 2022年10月26日閲覧）
39）厚生労働省：褥瘡に関する診療計画書 褥瘡危険因子評価．（http://www.mhlw.go.jp/topics/2008/03/dl/tp0305-1i_0002.pdf 2022年10月11日閲覧）
40）厚生労働省：日本人の食事摂取基準（2020年版）．2020.
41）厚生労働省：病院・診療所における向精神薬取扱いの手引．2012.（https://www.mhlw.go.jp/bunya/iyakuhin/yakubuturanyou/dl/kouseishinyaku_01.pdf 2022年10月11日閲覧）
42）日本看護協会：看護職を目指す方へ．（https://www.nurse.or.jp/aim/nursing.html 2022年10月11日閲覧）
43）日本看護協会：看護制度改善にあたっての基本的考え方，看護，25（13），p52-60，1973.
44）日本看護協会：看護実践情報 臨床倫理のアプローチ．（https://www.nurse.or.jp/nursing/practice/rinri/text/basic/approach/index.html 2022年10月6日閲覧）
45）日本看護協会：看護に関わる主要な用語の解説 概念的定義・歴史的変遷・社会的文脈．2007.（https://www.nurse.or.jp/home/publication/pdf/guideline/yougokaisetu.pdf 2022年10月6日閲覧）

┃目次

4. 日常生活援助技術

5. 診療に伴う看護技術

6. 看護の役割と機能

1.看護の基本となる概念／A.看護の本質

看護の定義

1.フローレンス・ナイチンゲールによる看護の定義：

「看護とは，すべての患者に対して新鮮な空気，陽光，暖かさ，清潔さ，静寂さを適切に保ち，食事を適切に選択し与えるなど，患者の生命力の消耗を最小にするように整えることである」

『看護覚え書』より

2.ヴァージニア・ヘンダーソンによる看護の定義

「看護婦の独自の機能は，健康・不健康を問わず，各個人を手助けすることにある．どんな点で援助するかというと，健康，健康の回復（あるいはまた平和な死への道）に役立つ諸活動である．これらは，もしもその本人が必要なだけの強さと意志と知識とをかねそなえていれば，人の手を借りなくともやりとげられることかもしれないが，とにかくそうした諸活動の遂行にあたり各個人を援助する，それが看護婦の仕事である．そして患者，あるいは健康な人の場合でも，その本人をたすけて，できるだけ早く，自分で自分の始末を出来るようにするといった方法で，この活動を行うことである」

『看護の基本となるもの』より

3.国際看護協会(ICN)における看護の定義(簡約版)

「看護とは，あらゆる場であらゆる年代の個人および家族，集団，コミュニティ（地域社会）を対象に，対象がどのような健康状態であっても，独自にまたは他と協働して行われるケアの総体である．看護には，健康増進および疾病予防，病気や障害を有する人々あるいは死に臨む人々のケアが含まれる．また，アドボカシーや環境安全の促進，研究，教育，健康政策策定への参画，患者・保健医療システムのマネージメントへの参与も，看護が果たすべき重要な役割である」

(日本看護協会訳)

4.日本看護協会(JNA)における概念的看護の定義と看護の目的

看護とは

　「看護とは，広義には，人々の生活の中で営まれるケア，すなわち家庭や近隣における乳幼児，傷病者，高齢者や虚弱者等への世話等を含むものをいう．狭義には，保健師助産師看護師法に定められるところに則り，免許交付を受けた看護職による，保健医療福祉のさまざまな場で行われる実践をいう」

看護の目的

　看護は，あらゆる年代の個人，家族，集団，地域社会を対象とし，対象が本来もつ自然治癒力を発揮しやすい環境を整え，健康の保持増進，疾病の予防，健康の回復，苦痛の緩和を行い，生涯を通して，その人らしく生を全うすることができるよう**身体的・精神的・社会的に支援すること**を目的としている．

身体的支援	看護職が対象者に対して行う体位変換や移送，身体の保清等を意味するが，これらは看護職自身の五感を働かせて対象者やそれを取り巻く環境の異常を早期に発見したり，身体を道具として用いて視診，聴診，触診等のフィジカルアセスメント技術を駆使したりすることが前提となっている．またこれらを通して，直接対象者に「触れる」ことにより，看護職と対象者の間に親近感や親密さがもたらされる．
精神的支援	看護職は，時間的物理的に対象者の身近に存在することにより，対象者にとって親しみやすく話しかけやすい存在となる．そのため，対象者の権利の擁護者として機能することができるだけでなく，また看護職自身の人格を生かした支援を行うことができる．
社会的支援	看護は，あらゆる年代の個人，家族，集団，地域社会を対象としているため，その対象の状況や社会背景に応じた支援を行うことができる．

日本看護協会：看護にかかわる 主要な用語の解説概念的定義歴史的変遷社会的文脈　　https://www.nurse.or.jp/home/publication/pdf/guideline/yougokaisetu.pdf (2022年10月6日閲覧)

*表中の強調は筆者による．

役割と機能

1.国際看護師協会(ICN)の倫理綱領

前文

　看護師には４つの基本的責任がある．すなわち，健康を増進し，疾病を予防し，健康を回復し，苦痛を緩和することである．看護のニーズはあらゆる人々に普遍的である．

2.保健師助産師看護師法

第5条

　この法律において「看護師」とは，厚生労働大臣の免許を受けて，傷病者若しくはじょく婦に対する療養上の世話又は診療の補助を行うことを業とする者をいう．

第37条

　保健師，助産師，看護師又は准看護師は，主治の医師又は歯科医師の指示があつた場合を除くほか，診療機械を使用し，医薬品を授与し，医薬品について指示をし，その他医師又は歯科医師が行うのでなければ衛生上危害を生ずるおそれのある行為をしてはならない．ただし，臨時応急の手当をし，又は助産師がへその緒を切り，浣腸を施しその他助産師の業務に当然に付随する行為をする場合は，この限りでない．

＊「診療機械を使用し，医薬品を授与し，医薬品について指示をし，その他医師又は歯科医師が行うのでなければ衛生上危害を生ずるおそれのある行為」を，絶対的医行為という．

3.日本看護協会による看護の役割と機能

• 「看護とは，健康のあらゆるレベルにおいて個人が健康的に正常な日常生活ができるように援助すること」であり，「健康のあらゆるレベルにおける援助」というのは，健康危機，健康破綻，健康回復など健康のどのレベルにおいても，対象となる人がそれまでもちつづけていた生活のリズム(健康な状態)にまで整えるという意味である．

• 看護師と対象の関係は，対象がおかれている状況で直面している問題を明らかにして，対象の「自助力」へ働きかけ，対象がセルフケアできるようになるという目的をめざして，両者が協同していく相互作用の過程である．

● **患者 - 看護師の相互作用の過程に含まれる看護師が行う直接的ケア（例）**

> ・対象自身がその問題に気づけるようにすること
> ・その問題に直面できるように保護し，支持すること
> ・新しい行動様式を試すことができるような場がもてるようにすること
> ・患者自身のもっている力をもちいることができるように励ますこと

● **看護師行為の用語**

援助	個人が自分のおかれている状況下で有効に機能を発揮する能力を妨害するようなことがらを克服できるようにする何らかの方法または行為. 看護的な働きかけに含まれる要素としては，主に身体的ケアに集約される支援的なもの，主に言語を通しての相談的なもの指導的なものがあると考えられる.
身体的な支援	対象者のストレスや苦痛を軽減し，その場での満足感や安楽をめざして，直接的に身体を保護し支持すること. 看護に固有のもので，いわゆる身の回りの世話的な活動においては大きな部面をしめる.
相談	対象となっている個人が，その直面している問題がはっきりするように，また解決の方向づけができるように主に言葉によるコミュニケーションを通して援助すること.
指導	個人が自分自身で問題に取り組み，必要に応じてあらゆる手だてを活用していくことができる状況を整え，自立して行く自分自身に喜びを感じ，より励まされ，動機づけられて行くようにする活動のこと.

日本看護協会：看護制度改善にあたっての基本的考え方. 看護，25 (13)，p52-60，1973

ケア，ケアリング，看護ケア

・ケアという言葉は，看護行為の本質をとらえようとするときに用いられる概念である. なお，「ケア」及び「ケアリング」とは同義語として用いられる.

・日本看護協会は，ケアリングについて，対象者との相互的な関係性，関わり合い，対象者の尊厳を守り大切にしようとする看護職の理想・理念・倫理的態度，気づかいや配慮が看護職の援助行動に示され，対象者に伝わり，それが対象者にとって何らかの意味（安らかさ，癒し，内省の促し，成長発達，危険の回避，健康状態の改善等）をもつという意味合いを含み，ケアされる人とケアする人の双方の人間的成長をもたらすことが強調されている用語である.

日本看護協会：看護実践情報　https://www.nurse.or.jp/nursing/practice/rinri/text/basic/approach/index.html (2022年10月6日閲覧)

- 日本看護協会は，**看護ケア**については，主に看護職の行為を本質的に捉えようとするときに用いられる，看護の専門的サービスのエッセンスあるいは看護業務や看護実践の中核部分を表すものとしている．

日本看護協会：看護にかかわる 主要な用語の解説概念的定義歴史的変遷社会的文脈　　https://www.nurse.or.jp/home/publication/pdf/guideline/yougokaisetu.pdf（2022年10月6日閲覧）

- 日本看護科学学会では，**看護ケア**を「対象への直接的な援助行為をいう．看護には管理，教育などの間接的な機能が含まれるので，人々への直接的な行為を指す場合にのみ＜看護ケア＞を用いる」と定義づけている．

● ケアリングの3大理論家：ワトソン，レイニンガー，ベナー

理論家	ケアリングの定義
ワトソン	看護の「核」である，10のケア因子をあげている． 1. 人間性利他主義 　（humanistic-altruistic values） 2. 信頼と希望 　（faith and hope） 3. 自己と他者へ敏感 　（sensitivity to self and others） 4. 援助・信頼・ケアリングの関係 　（helping-trusting-caring relationships） 5. 状況の中で，プラスとマイナスの感情表現をする他者を助ける 　（helping the other with expression of positive and negative feelings around their situation） 6. 創造的な問題解決のケアリング・プロセス 　（creative-problem-solving caring process） 7. 教育と学習 　（teaching and learning） 8. 支持的，保護的，矯正的環境に参加すること 　（attending to supportive/protective/ and/or corrective environment） 9. 人間のニーズを満たす 　（gratification of human needs） 10.実存的，現象学的，魂の次元に広げること 　（allowing for existential-phenomenological and spiritual dimensions）
レイニンガー	人間の条件や生活様式を改善し高めようとする，あるいは死に対処しようとする明白なニードあるいは予測されるニードを持つ個人あるいは集団を援助したり，支持したり，あるいは能力を与えたりすることを目ざす行為および活動を意味する．
ベナー	ケアリングは看護の本質であり，ケアリング実践は「わざ的 cartful」である一方で，相応の知識が必要であり，救命的な実践である．

看護の変遷

1. 世界的な流れ

- 看護(nursing)は，生まれてきた子どもをケアして育てる母親による養育が起源だとされる．

- 古代，病人や負傷者への看護ケアは，主に家庭内の家族に向けられていたが，その後，他人の世話へと向けられていった．中世には宗教的な動機で他人への看護ケアが発展していった．

- 19世紀のヨーロッパでは，病院という施設は存在していた．しかし，病院で看護婦として働く女性は教育も受けておらず，社会においては最下層に位置付けられていた．

- フローレンス・ナイチンゲールは，クリミア戦争から帰還した後の1859年に『看護覚え書』を著し，その中で看護のあり方や考え方を説き，人類史上はじめて「看護とは何か」という定義を明らかにした．彼女は，近代看護の創始者として知られている．

- 1860年，ナイチンゲールはロンドンの聖トマス病院にナイチンゲール看護婦訓練学校を開設し，本格的な養成教育をスタートさせた．
- 「ナイチンゲール方式」とよばれる教育システム及びナイチンゲールの教えは，日本にも多大な影響を与え，我が国の看護の礎となった．

- 訓練を受けた看護師たちは，病院以外の場所でも活躍をはじめた．1899年には，看護師の職能団体(国際看護師協会)が誕生し，人類の健康増進のために看護職は世界中で活躍した．

- 米国初の資格看護者であるリチャーズは，1886年に来日し，日本への近代看護の導入に貢献した．

- 1923年，ゴールドマークはウインスローとともに調査報告書『アメリカにおける看護及び看護教育(ゴールドマークレポート)』を公表した．

- 1948年，米国の社会学者ブラウンは，看護事業や看護教育に関する大規模な実態調査を行ってブラウンレポートと呼ばれる調査報告書『これからの看護(Nursing for the future)』にまとめ，より高度な知識を備え，実践に生かすことができるような看護の専門分化が求められるようになった．

- 米国では，看護を定義したり，看護独自の機能を探求したりするなどの看護研究が盛んに行われ，次々に看護理論が発表された．
- 1950年代には，大学院修士・博士課程での教育も求められるようになり，看護実践を行うクリニカルナース・スペシャリスト(CNS：clinical nurse specialist)として，いくつかの専門分野が認定されはじめた．1955年には看護研究専門誌が発刊された．

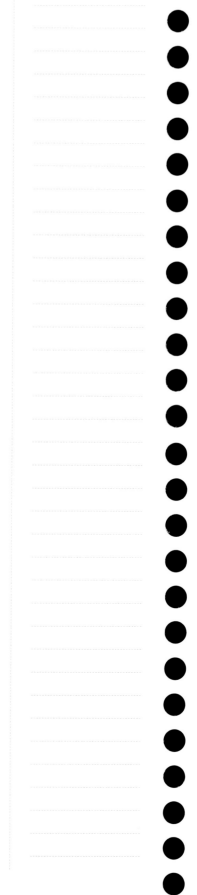

2.日本における看護の変遷

- 日本には，明治政府により新しい西洋医学が導入されるまで，病院という施設は存在していなかった．専門家としての職業看護職も存在していなかった．

- 1915年には，「看護婦規則」が制定され，女性のみが看護婦の資格を持つことができ，その対象は傷病者や褥婦であると定められた．これにより，職業としての「看護婦」が定着した．

- ブラウンレポートの公表と同じ1948年に，日本では保健婦助産婦看護婦法が制定された．この法律により，国家資格をもつ看護職が誕生し，新しい看護教育制度が開始した．

- 1970年代から顕在化してきた疾病構造の変化や医療の高度化，高齢社会の到来などに伴い，看護業務は複雑化・高度化した．看護職の質的・量的充実が国家的な課題となり，看護にも，高等教育が必要とされた．

- 1987年に，厚生省(当時)の「看護制度検討委員会」は，看護職の社会的評価・社会的地位の向上を目標に，大学・大学院の増設などを提言した．そして1990年代以降には，看護における大学教育が本格化し，修士課程教育，博士課程教育も発展した．

- 同じく1987年に，厚生省(当時)による「看護制度検討会報告書(21世紀に向けての看護制度のあり方)」において，専門看護婦，看護管理者の育成が提言された．ここがきっかけとなり，日本看護協会において資格認定制度の創設が検討されはじめ，1994年には専門看護師制度，1995年には認定看護師制度，1998年には認定看護管理者制度が発足した．

- 1992年には看護師等の人材確保の促進に関する法律が施行され，看護系大学が急増し，看護研究も盛んになった．新しい看護系学会が次々と生まれ，学会機関誌や学術誌も多数刊行されるようになった．

- 1994年に訪問看護制度の開始により，助産師だけに認められていた独立開業権が看護師にも認められ，多様な場で看護が提供されるようになった．従来は主に病院で提供されてきた看護は，現在では福祉施設や在宅など，多様な場で看護が提供されるようになっている．

- 2001年の法改正により，「性別による相違をなくする名称の統一」として，保健婦助産婦看護婦法が保健師助産師看護師法に改められた．看護職も男女共同参画社会の実現に向けて歩み出した．

- 2015年，高齢化に伴う在宅医療などのさらなる推進のため，**特定行為に係る看護師の研修制度**が始まった．特定行為研修は，保健師助産師看護師法に位置付けられた研修制度である．この研修を受けた看護師は，医師または歯科医師の判断を待たずに看護師が手順書に基づいて一定の診療の補助（38の**特定行為**）を実施できる．

1.看護の基本となる概念／B.看護の対象

全体＜whole＞としての人間

- 看護の対象である「人間」は，身体をもつ生物であると同時に，豊かな精神性をもち，集団を形成して他者と関わり合いながら生きる社会的存在であると捉えられている.「人間は全体的な存在である」という見解がある.

- 看護学では，「人間は全体的（ホリスティック）な存在である」とする「ホーリズム（holism）」や「ホールネス（wholeness）」という概念に基づく見解がある.

- 医学において，デカルト以来，「心身二元論（精神と物質である身体は完全に別物だとする考え方）」と，「還元論（多数な現象を，しばしばそれ以上には分けることができないと想定される物質・法則・概念などによって説明しようとする考え方）」に基づく生物医学モデルが長く支持されてきた.

- 1977年に精神科医エンゲルによって提唱された生物心理社会モデルにより，人間を生物的側面，心理的側面，社会的側面から統合的に捉えようとする考えが広まってきた.

- エンゲル以前にも，1936年にセリエによって提唱されたストレス学説など，心身一元論（精神と身体は分けることができないという考え方）を支持する学説がある.

- 1946年のWHO憲章においても，「健康とは完全に，身体的，精神的，社会的によい状態であることを意味し，単に病気ではないとか，虚弱でないということではない」と，生物心理社会モデルが「健康」の定義に含まれていたことがわかる.

- 看護アセスメントでは，個人の健康レベルは，それぞれの主観によっても左右され，著しい健康障害から安寧の知覚まで多様であるとして，人間の成長発達段階や健康レベルは，固有の身体的側面と心理・社会的側面の各々について，適切な診査方法によって収集された客観的及び主観的データを解釈し，総合的に判断される.

成長・発達する存在／ライフサイクルと発達課題

- 人間は身体・心理・社会的存在としての統一体であり，生涯，時間と空間の中で成長し続ける．その**一生涯の過程**を**ライフサイクル**といい，発達過程として，身体的，心理的，社会的に特有な時期を辿る．

- ライフサイクルは理論家によって6段階や8段階に分けられ，普遍的なものではないが，各期の一般的な特徴は，個人を理解するときの大きな手がかりとして活用される知識となる．

1.ハヴィガーストの発達課題

- **ハヴィガースト**は発達課題の源泉を3つあげ，ライフサイクルを**6段階**に分けている．

●ハヴィガーストの発達段階の3つの源泉

1	身体成熟：歩行の学習・青年期における異性への関心
2	社会の文化的圧力：読みの学習・市民としての社会への参加の学習
3	個人的な動機や価値意識：職業の選択や準備・人生観の形成

● ハヴィガーストの6つの発達段階

乳幼児期	• 歩行の学習 • 固形の食べ物をとることの学習 • 話すことの学習 • 排泄習慣の自立 • 性の相違および性の慎みの学習 • 生理的安定の獲得 • 社会や事物についての単純な概念形成 • 両親,兄弟および他人に自己を情緒的に結びつけることの学習 • 正と不正を区別することの学習と良心を発達させること
児童期	• 普通のゲームに必要な身体的技能の学習 • 成長する生活体としての自己に対する健全な態度の養成 • 同年齢の友達と仲良くすることの学習 • 男子(女子)としての正しい役割の学習 • 読み,書き,計算の基礎的技能を発達させること • 良心,道徳性,価値の尺度を発達させること(内面的な道徳の支配,道徳律に対する尊敬,合理的価値判断力を発達させること) • 人格の独立性を達成すること(自立的な人間形成) • 社会的集団ならびに諸機関に対する態度を発達させること(民主的な社会的態度の発達)
青年期	• 同年齢の男女両性との洗練された新しい関係 • 自己の身体構造を理解し, 男性(女性)としての役割を理解 • 両親や他の大人からの情緒的独立 • 経済的独立に関する自信の確立 • 職業の選択および準備 • 結婚と家庭生活の準備 • 市民的資質に必要な知的技能と観念を発達させる (法律, 政治機構, 経済学, 地理学, 人間性, あるいは社会制度などの知識,民主主義の問題を処理するために必要な言語と合理的思考の発達) • 社会的に責任ある行動を求め,かつ成し遂げること • 行動の指針としての価値や理論の体系の学習 • 適切な科学的世界像と調和した良心的価値の確立 (実現しうる価値体系をつくる. 自己の世界観をもち,他者と調和しつつ自分の価値体系を守る)
壮年初期	• 配偶者の選択 • 結婚相手との生活の学習 • 家庭生活の出発(第一子をもうける) • 子どもの養育 • 家庭の管理 • 就職 • 市民的責任の負担(家庭外の社会集団の福祉のために責任を負うこと) • 適切な社会集団の発見
中年期	• 大人としての市民的社会的責任の達成 • 一定の経済的生活水準の確立と維持 • 十代の子どもたちが,信頼できる幸福な大人になれるよう援護 • 大人の余暇活動を充実すること • 自分と自分の配偶者をひとりの人間として結びつけること • 中年期の生理的変化を理解し,これに適応すること • 老年になる両親への適応
老年期	• 肉体的な強さと健康の衰退に適応すること • 引退と減少した収入に適応すること • 配偶者の死に適応すること • 自分と同年輩の老人たちと明るい親密な関係を確立 • 肉体的生活を満足に送れるよう準備態勢を確立する

1. エリクソンの発達課題

- 心理学者であるエリクソンは，人間の生涯を発達のプロセスと考え，ライフサイクルについて論じた.
- エリクソンは師である神経病学者のフロイトの考えをふまえながらも，個人の発達には対人関係や社会の関わりが重要であるとして，ライフサイクルを乳児期から老年期まで，8段階に分けた.
- 8段階のそれぞれについて，発達課題と心理・社会的危機を示した.

●エリクソンとフロイトの発達段階の比較

発達段階	発達課題と心理社会的危機	重要な関係の範囲	フロイトの発達段階
①乳児期	基本的信頼 vs 基本的不信	母親的人物	口唇期
②幼児期初期	自律性 vs 恥, 疑惑	親的人物	肛門期
③遊戯期	自主性 vs 罪悪感	基本家族	男根期
④学童期	勤勉性 vs 劣等感	近隣, 学校	潜伏期
⑤青年期 （思春期）	同一性 vs 同一性の混乱	仲間集団と外集団	性器期
⑥前成人	親密 vs 孤立	友情, 性愛, 競争, 協力の関係におけるパートナー	
⑦成人期	生殖性 vs 停滞性	（分担する）労働と（共有する）家族	
⑧老年期	統合 vs 絶望	「人類」,「私の種族」	

● エリクソンの発達課題と心理・社会的危機

基本的信頼の獲得 （乳児期）	• 自分の世話をする人との間で，不安なく自分が愛されている実感を得ること． ➡ スキンシップが重要となる． • 基本的信頼が獲得できないと，自分自身を愛せず，発達に大きな影響を与えてしまう．
自律性の獲得 （幼児期初期）	• 自分の意思でのコントロールを覚え，心的な自我を得ること． • 自律性が獲得できないと，自分自身への確信が持てず，疑惑をもってしまう．
自主性の獲得 （遊戯期）	• 自分で考え，行動することを覚えること． ➡ いたずらであっても，その動機が大切となる． • 自主性が獲得できないと，自分で考えて行動することに罪悪感を抱いてしまう．
勤勉性の獲得 （学童期）	• 努力が報われること，頑張ることを覚えること ➡ 結果よりも頑張ったこと自体が大切になる． • 勤勉性が獲得できないと，劣等感を感じてしまう．
同一性の獲得 （青年期）	• 自分は何者であるのか（自我同一性＜アイデンティティ＞）を獲得すること． • 全能感の否定（自分がやりたいすべてをできるわけではない）も生じる． • 自我同一性は生涯にわたり確認・修正され，その維持は生涯の課題となる． • 青年期は多くの社会的な責任から逃れることができるため，猶予期間（モラトリアム）ともいわれる． • 同一性が獲得できないと，自分自身が何者であるか確信がもてない自我統一性の拡散が生じ，将来に関する展望が開けないなどで苦しむ．
親密性の獲得 （成人前期）	• 特定の相手と親密に付き合うようになり，尊重し合うことを覚えること． • 自身も相手も自我同一性を獲得しており，相手に強制をしたり，その同一性を侵害するようなことをしてはならない． • 親密性が得られないと，特定の1人との付き合いにより自分が失われる不安を覚えたり，対人関係に向き合わずに逃げたり，孤独となる．
生殖性の獲得 （成人期）	• 「生殖性」と訳される言葉は，Generativity というエリクソンの造語であり，「次世代を導き確立することへの関心」という意味をもつ． • 生殖による子孫に加え，次世代につながる他者が育つことを助けることができるようになること． ➡ 自分の子ども，教え子，部下，後輩などが対象となる．次世代につながる知恵や業績を伝え残すことも含まれる． • 生殖性が獲得できないと，自分のためだけに力を使い，次世代につながらず，停滞が起こる．
統合性の獲得 （老年期）	• 自分の人生を肯定的に受け止めること． ➡ 客観的・社会的な成功が統合性の獲得につながらない場合があり，過去に問題があっても獲得はできる． • 統合性が獲得できないと，死ぬことへの恐怖が生じ，絶望する．

● **発達課題**

段階		発達課題（ライフタスク）		人間の強さ
		ポジティブな面	ネガティブな面	
乳児期	I	基本的な信頼	基本的な不信	希望
幼児期（前半）	II	自律感	恥・疑惑	意志力
幼児期（後半）	III	主導性（積極性）	罪悪感	目的意識
小学生時代	IV	勤勉感	劣等感	連絡意識
思春期〜青年期	V	アイデンティティの確立	役割の拡散	忠誠心
成人前期	VI	親密性	孤立	愛
成人期	VII	生殖性	停滞	世話
老年期	VIII	統合性	絶望	英知

- 俗に中年期といわれる成人期の発達課題は，生活環境・対人関係（家族関係）・社会的役割・経済的状況の急激な変化に適切に対応できるアイデンティティの再確立と認知の再体制化といえる．

- 青年期に確立したアイデンティティは生涯にわたって継続するものではないということを自覚して，その後は心身共に変化に対応できる力を身につけることである．

- エリクソンの死後，彼の妻であるジョウン・エリクソンにより，第9段階目の発達段階（老年的超越性）が提唱された．

ニーズをもつ存在

- ニーズとはニード（need）の複数形である．「誠信　心理学辞典」（誠信書房，2014）によると，ニードは，生物学的な意味において，何かが欠乏・不足している状態の場合に，それを満たそうとする傾向と定義されている．

- 看護の対象である人間は，さまざまなニーズをもつ存在である．看護では，病気などにより患者が自分自身では満たすことができない「ニード」に注目し，援助する．

- さまざまな看護理論家が「ニード指向看護論」を提唱しているが，日本では，ヘンダーソンのニード論がよく用いられている．

- ヘンダーソンは人間の14の基本的ニードを明らかにし，看護師の役割は患者のニードを把握して，それを充足するための援助を行うこととした．

- ヘンダーソンの理論には，マズローのニード論に影響を受けたといわれているが，ヘンダーソンがあげたニードの多くはナイチンゲールの『看護覚え書』に既に示されていることから，ヘンダーソンの看護理論は，ナイチンゲールの看護論を，ニード論を用いて継承したものといえる．

1. マズローのニード論（欲求の階層理論）

- マズローは，人間の欲求（ニーズ）をピラミッドのように階層づけ，下に行くほど優先順位が高いとした.

- ピラミッドの下部の欲求がある程度満たされてはじめて，その上部の欲求の充足が可能になる.

● 欲求のピラミッド

成長欲求	自己実現欲求	自分の能力・可能性を最大限に引き出し，理想の自分になりたい.
欠乏欲求	自我欲求	自立した個人として認められ，褒められたり尊敬されたい.
	社会的欲求	集団に属して，そのメンバーたちから愛情を得たい.
	安全の欲求	生命への危機がなく，安心して生活をしたい.
	生理的欲求	人間が生きていくために欠かせない食べ物や睡眠などの基本的な欲求を満たしたい.

- **自己実現欲求**は「自分の能力や可能性を実現させたい」という欲求である. 他人の評価より，自分の価値観にもとづく達成度が優先される.

- **自我**（自尊心，尊厳欲求，承認）欲求は「人から尊敬されたい，うらやましがられたい」という欲求である. 他人より高い地位に就くことや高価な品物の所有を求めることなどである.

- **社会的欲求**（愛情と所属の欲求）は「家族や友人などと良好な関係を築きたい」という欲求である. 愛情を与えられたいという欲求と，愛情を与えたいという欲求の両方がある.

- **安全の欲求**（安全と保障の欲求）は「不安や苦痛から逃れ，生存を安定させたい」という欲求である.

- **生理的欲求**は，人間が生きていくために必要な基本的欲求である. 食欲，排泄，清潔，睡眠，性欲などである.

2. ヘンダーソンの14の基本的ニード

- ヘンダーソンは，『看護の基本となるもの』において，14の日常生活項目につき，どのような側面が看護師の援助を必要とするかを分析した.

●ヘンダーソンの14の基本的ニード

1. 正常に呼吸する
2. 適切に飲食する
3. 身体の老廃物を排泄する
4. 移動する，好ましい肢位を保持する
5. 眠る，休息する
6. 適当な衣類を選び，着たり脱いだりする
7. 衣類の調節と環境の調節により，体温を正常範囲に保持する
8. 身体を清潔に保ち，身だしなみを整え，皮膚を保護する
9. 環境の危険因子を避け，また，他者を傷害しない
10. 他者とのコミュニケーションを持ち，情動，ニード，恐怖，意見などを表出する
11. 自分の信仰に従って礼拝する
12. 達成感のあるような形で仕事をする
13. あそび，あるいはさまざまな種類のレクリエーションに参加する
14. 正常な成長発達および健康へとつながるような学習をし，発見をし，好奇心を満たし，また，利用可能な保健設備等を活用する

マズローとヘンダーソンの「ニード」の対応関係

マズローの基本的ニード		ヘンダーソンの14の基本的ニード
成長欲求	自己実現欲求	13. レクリエーション 14. 学習
	自我欲求	12. 仕事
	社会的読球	10. コミュニケーション 11. 宗教
	安全の欲求	9. 危険の回避
欠乏欲求	生理的欲求	1. 正常な呼吸 2. 適切な飲食 3. 排泄 4. 移動と好ましい肢位の保持 5. 睡眠・休息 6. 適切な衣類の着脱 7. 体温の保持 8. 清潔の保持・皮膚の保護

生活を営む存在

- 看護の対象である人間は，「生命体として存在している」という静的生命活動と，生活という動的生命活動を営んでいる．

- 生活には，生理学的側面，文化的側面，社会的側面，経済的側面の４つの側面が考えられる．

● 生活の４つの側面

生理学的側面	生物的な生命活動
文化的側面	その人らしい日常生活を送るための行動様式
社会的側面	家族や社会における役割を遂行するための活動など
経済的側面	生活の糧や生活費の獲得のための活動

- 看護は，対象となる人間の生活を４つの側面からとらえ，それぞれの側面に対して介入していく．

適応する存在

1. ロイの適応理論

- ロイは人間を，生理的様式，自己概念様式，役割機能様式，相互依存様式の，４つの適応システムにより，環境に適応していく生物と定義している．

- ４つの適応システムは細かな要素からできている．生理的様式は，５つの基本的なニード（①酸素化，②栄養，③排泄，④活動と休息，⑤防衛または生体防御）と，４つの複合過程（⑥感覚，⑦体液・電解質・酸塩基平衡，⑧神経機能，⑨内分泌機能）を合わせた９つの構成要素でできている．

● ロイの４つの適応システム

生理的様式	基本的な身体機能に基づいて生じた変化・反応．
自己概念様式	身体的自己と人格的自己から成り，個人の身体に対する受け止め方（ボディイメージ）や，自己の信念，感情の表現などをどうとらえているかなどの心理的側面．
役割機能様式	年齢・性別，発達段階とそれに伴う個人の社会的立場やそれに基づく役割の遂行など．
相互依存様式	他者との親密な人間関係．愛や尊敬，価値など他者との関わりを指し，それらを与えたり，受け取ったりする意思や能力などが含まれる．

2.危機に対する適応

■発達的危機と状況的危機

・**危機**には，発達段階における危機である**発達的危機**(maturational or developmental crisis)と**状況的危機**(situational crisis)の2種類がある.

発達的危機	・幼児期，思春期，老年期および結婚，定年などの発達・成熟に伴う，人生の特定の時期で発生する，予測し得る特有の危機的状況. ・代表的な理論に，エリクソンの人間性の生涯発達に関する8つの段階それぞれにおける発達的危機がある.
状況的危機	・失業，離婚，別離などの社会的危機(social crisis)や，火災，地震，暴動などの偶発的危機(accidental crisis)を含む，予期せぬものに身体的，心理社会的に安定した状態が脅かされている状況. ・代表的な理論に，精神分析学，自我心理学に基づくカプランの理論がある.

・カプランによる予防医学の危機理論において，専門家が危機に気づき，助けを求められる人に対して危機援助ができるように，相談にのり支えていくことを**コンサルテーション**という.

●主な危機モデル

理論家	特徴とプロセス
カプラン	・危機状況から精神障害へ至るプロセスである. ・4～6週間で何らかの結末を迎える.
	緊張の発生→緊張の高まり→急性の抑うつ→破綻や病的パターンの発生
フィンク	・マズローの動機づけ理論に基づき，危機から適応をテーマに研究された. ・脊髄損傷患者を対象に研究を行った.
	衝撃→防御的退行→承認→適応
ションツ	・フィンクのモデルに似た，危機状態のプロセスである. ・乗り越えがたい障害との直面をテーマにした.
	最初の衝撃→現実認知→防御的退行→承認→適応
コーン	・突然の身体障害を受けた患者がその障害を受容に至るまでのプロセスである.
	ショック→回復への期待→悲嘆→防衛→適応
キューブラー＝ロス	・死にゆく患者が死を受容するまでのプロセスである.
	否認→怒り→取り引き→抑うつ→受容
アギュララとメズウィック	・系統的な問題解決課程を適用した. ・危機あるいは危機回避に至る過程である. ・バランス保持要因の重要性が示された.
	均衡状態→不均衡状態→均衡回復へのニード→バランス保持要因の有無→危機回避あるいは危機
デーケン	・悲嘆からの立ち直りのプロセス(悲嘆のプロセス)であり，12段階からなる.
	精神的打撃と麻痺状態→否認・パニック・うらみ→孤独・抑うつ・無関心・あきらめ→希望・立ち直り

● フィンクの危機モデル

段階	特徴	介入
衝撃	・心理的パニック状態にある危機的段階. ・過度な不安，緊張，無気力，思考の混乱，判断能力低下などがみられる. ・頭痛，嘔吐などの身体的異常を伴う可能性がある.	・あらゆる危険から安全に保護する. ・落ち着いた環境を準備し，必ず誰かがそばに付き添い静かに見守る. ・激しい混乱のためにエネルギーの消耗があるときには，精神安定剤や鎮静剤が必要な場合もある.
防御的退行	・自分を襲った危機からの逃避や否認，退行などの心の仕組み（防衛機制）が働く. ・個人として危機状態に直面することができず，無関心な状態になるため，不安が軽減し，身体的症状も回復するが，まだ自ら問題解決をしようとしている段階にはない.	・周囲の人が支持し，心理的な安全を保証することが重要となる.
承認	・危機に直面し，その変化に抵抗できない事実を承認していく段階. ・感情的には，抑うつ，悲しみ，苦しみを体験し，混乱しながら自分を立て直そうとするが，この状態が続くと自死を選ぶ可能性があるため注意が必要.	・その人の気持ちを怒りの表現をも含めてしっかりと受け止め，励まして現実が受け入れられるように支える. ・無力感を増大させないように欲求にはできる限り早く応え，将来への希望や展望を示す.
適応	・現実を認め，建設的な方法で，積極的に状況に対処する段階. ・自分に残された能力，周囲の状況を受け入れ，将来を考え，新しく出発する.	・現実的な自己評価をしてもらい，もっている能力や資源を最大限活用して，満足が得られるような試みを促す.

■ 死の受容過程

・米国の精神科医エリザベス・キューブラー＝ロスは，末期医療，終末医療において，死の告知を受けた患者に対して面接を行い，その受容過程を5段階に分けて説明している.

● 死の受容過程

第1段階「否認」	・患者は大きな衝撃を受け，そんなことはないはずだと否認する段階である. ・「仮にそうだとしても，特効薬が発明されて自分は助かるのではないか」といった部分的否認の形をとる場合もある.
第2段階「怒り」	・なぜ自分がこんな目に遭うのか，死ななければならないのかという怒りを周囲に向ける.
第3段階「取引」	・延命への取引である. ・「悪いところはすべて改めるので，なんとか命だけは助けてほしい」あるいは「もう数か月生かしてくれればどんなことでもする」などと死なずにすむように取引を試みる. ・神（絶対的なもの）にすがろうとする状態.
第4段階「抑うつ」	・取引を無駄と認識し，なにもできなくなる段階.すべてに絶望を感じ，間欠的に「部分的悲嘆」のプロセスへと移行する.
第5段階「受容」	・部分的悲嘆のプロセスと並行し，死を受容する最終段階へ入っていく. ・最終的に自分が死に行くことを受け入れるが，同時に一縷の希望も捨てきれない場合もある. ・受容段階の後半には，希望ともきっぱりと別れを告げ，安らかに死を受け入れる（「デカセクシスDecathexis」とロスがよぶ状態）.この状態で最期の言葉を残すことが多い.

■ 死別の悲しみが癒されるプロセスと周囲の対応

・米国の精神科救急医療チームで数多くの災害援助を行い，自身もPTSD
の回復者でもある精神科医デビッド・ロモは，死別の悲しみが癒される
プロセスと周囲の対応を示している．

時期	各期の特徴	対応
ショック	・感覚が麻痺し，周囲の物事が急速に現実感を失う．「目の前が真っ暗になる」「体中の力が抜ける」等は，受け入れがたい出来事から自分を守るための自然な反応である． ・麻痺から覚めるとパニックが訪れる．泣き叫んだり，うめいたり，眠れなくなり，食欲を失う．	・本人のそばにいて，そっと温かく見守る．種々の手続きなどで本人ができないことは代行する． ・重大な決断は，先に延ばせるように配慮する．
怒り	・死を引き起こしたものへの怒り，理不尽な運命への怒り，命を救えなかったことへの怒りが襲ってくる．怒りとそれに伴う行動は，辛い悲しみに直面することへの猶予である．	・怒りを非難したり否定したりしない．「怒るのは当然だ」と受け止め，本人が孤立しないように配慮する．
深い悲しみ	・怒りを出し切った後で本格的な悲しみが訪れる．涙が止まらなくなったり，動くことさえ苦痛になり，他人を避ける．再び不眠や食欲不振，無気力に悩まされる．これは死という事実を受け入れるための準備のステップである．	・「いつまでも悲しんでないで」などと言ってはいけない．一人で思う存分泣ける時間を作ってあげたり，ときには，そっとそばにいて悲しみを共にする．
受け入れ	・死を悼む純粋な悲しみだけが残る． ・思い出すことに苦痛を伴わなくなり，悲しみから解放されていく．	・亡くなった人についての思い出を共有する．

デビッド・ロモ：災害と心のケア　ハンドブック．pp.32-33．アスク・ヒューマン・ケア，1995

社会・文化的存在

・人間と人間の関わり合いによって作られる集団を**社会集団**という．社会
集団の中で生きる人間は社会的存在といわれ，その集団の中での役割が
個人のアイデンティティの一部となる．

・**文化**とは，人間が自然と関わる中で，また風土の中で生まれ育っていく
中で身に付けていく立ち振る舞いや，衣食住を含める生活様式，価値観
などである．伝統的な生活習慣や固有の言語や感情・認知・行動の様式
などの文化は個人のアイデンティティの一部となる．

・ある人間にとっての最善の看護は，その人のもつ社会的背景や文化的背
景を理解することが重要である．

28

1.看護の基本となる概念／C.健康と生活

健康のとらえ方

1.世界保健機関（WHO）憲章における「健康」

- 世界保健機関（WHO）憲章の前文の中で，「健康」は次のように定義されている.

> "Health is a state of complete physical, mental and social well-being and not merely the absence of disease or infirmity."
>
> （健康とは，単に病気ではないとか弱ってはいないということではない. 肉体的にも，精神的にも，そして社会的にも良好な状態であり，すべてが満たされた状態にあることをいう.）

- 健康を単に「病気でない」ことではなく，「主観的に良好な状態：well-being」と積極的に捉え，身体・精神・社会的健康の側面から定義している.

- 社会的健康とは，雇用その他によって，社会に参加していることを意味する.

- WHO憲章では，健康が世界のすべての人々に与えられる基本的権利であると示されていることも重要である.

- 世界保健機関（WHO）憲章は，1946年にニューヨークで61か国の代表により署名されたものである. 1948年より効力が発生した.

- その後，1950年代から1970年代までは，WHOの健康の定義は絶対的なものとして受け入れられていた.

- 1980年代には多様な健康観が生まれ，1990年代後半からの健康観は，健康を阻害する要因ではなく，健康を生成する要因に着目するようになってきた.

- WHO憲章に示される「すべてが満たされた状態」とは非現実的なものであるなどの批判はあるが，現在も，WHOの定義は用いられている.

2. 日本国憲法における「健康」

• 日本国憲法の第25条では，**国民の健康の権利**と，国民の権利を保障することが国の義務であることが明記されている．

> 1．すべて国民は，健康で文化的な最低限度の生活を営む権利を有する．
> 2．国は，すべての生活部面について，社会福祉，社会保障及び公衆衛生の向上及び増進に努めなければならない．

3. 世界人権宣言における「健康」

• 世界人権宣言の第25条では，次のように明記されている．

> すべて人は，衣食住，医療及び必要な社会的施設等により，自己及び家族の健康及び福祉に十分な生活水準を保持する権利並びに失業，疾病，心身障害，配偶者の死亡，老齢その他不可抗力による生活不能の場合は，保障を受ける権利を有する．

健康のレベル

• 看護の対象になるのは，あらゆる年齢のあらゆる健康レベルの人々である．

● 健康レベルの分類（例）

4段階	①健康の維持増進，②軽度の異常，③疾病の発症・入院，④社会復帰
5段階 （疾病を発症 してから）	①急性期，②慢性期，③回復期，④維持期，④終末期

健康への影響要因

• 健康には，主体の要因と環境の要因が影響し合う．

主体の要因	素因：年齢，性，遺伝，免疫，体質など 生活習慣：食事，運動，休養，睡眠など
環境の要因	物理的な要因：温度や湿度など 生物学的な要因：ウイルスや細菌など 化学的な要因：薬品，食品添加物，大気汚染物質，水質汚染物質など 社会的な要因：人間関係や医療制度など

生活習慣とセルフケア

- **セルフケア**とは，健康面における自己管理のことであり．自分の力で（自分自身で）健康管理し，健康維持のために取り組むことである．

- 健康の維持や疾病の予防には，生活習慣が深く影響する．適切な生活習慣を身につけることはセルフケアをすることになり，健康の維持・増進をすることができる．

●生活習慣によるセルフケアの例

休養	適切な睡眠や休息
食事	栄養のバランスの取れた食事，食育，食事療法
運動	ウォーキングやストレッチなどの適度な運動の習慣化
衛生	入浴，歯磨き
メンタルヘルス	ストレス管理，レクリエーション

QOLの維持と向上

- **QOL**（Quality of Life）は**生活の質**と訳されるが，**生活の満足度**と言い換えることができる．

- 個人が**自己決定権**を当然のものとして保障され自ら選択したその人らしい生活が行われている状態が，QOLの高い生活といえる．

● QOLと関係のある概念・言葉の例

パターナリズム	・家長主義のことで，父親が，子どもは「弱い」ゆえに，子どもの意に反していても意思決定を行うことである． ・医療の分野では，従来，医療の決定は医師がすべて行っていた点で，共通する． ・患者の自己決定権を侵害するため，QOL向上にはならない．
コンプライアンス	・法令遵守という意味で，企業が違反をしていないことを示す時など，広く使われている． ・医療の分野では，パターナリズムに基づいて，医師の命令した治療を守ることとされる． ・自己決定権は行使されないため，QOL向上にはならない．
リプロダクティブヘルス（ライツ）	・性と生殖に関する権利である． ・女性が個人の意思で妊娠を調節し，安全な妊娠と出産を享受できる権利が保障されることであり，QOLの向上につながる場合がある．

| WHO QOL26 |

- WHOは，WHO憲章における健康の定義にそって，1994年に，QOLを「一個人が生活する文化や価値観のなかで，目標や期待，基準，関心に関連した自分自身の人生の状況に対する認識」と定義している．

- WHOでは，QOLの構成領域を6つの側面に及ぶ概念(身体的，心理的，自立のレベル，社会関係，精神性・宗教・信念，生活環境)として設定し，国際間比較が可能な包括的なQOL尺度を開発した．

- QOL尺度は，疾病の有無を判定するのではなく，受検者の主観的幸福感，生活の質の測定が目的である．

- 具体的な構成は，身体的領域，心理的領域，社会的関係，環境領域の4領域についての質問24項目と，QOL全体についての質問2項目の，合計26項目である．

● **4領域の具体的な内容**

身体的領域	日常生活動作，医薬品と医療への依存，活力と疲労，移動能力，痛みと不快，睡眠と休養，仕事の能力
心理的領域	ボディイメージ，否定的感情，肯定的感情，自己評価，精神性・宗教・信念，思考・学習・記憶・集中力
社会的関係	人間関係，社会的支え，性的活動
環境領域	金銭関係，居住環境，自由・安全と治安，交通手段，生活圏の環境，新しい情報・技術の獲得の機会，健康と社会的ケア(利用のしやすさと質)，余暇活動への参加と機会

生活の場

- 生活の場とは，本来その人が生活してきた場，すなわち住み慣れた地域や住居を意味する．また，入院中の者にとっては，病棟や病室が療養の場であるとともに生活の場にもなっている．

- 在宅医療では，病気になっても，安心して住み慣れた生活の場で療養をすることを目指している．「どのような医療を選択し，その選択の結果，今までどおりに近いQOLを保つ事は可能かどうか」が重要である．

- 在宅医療を選択した場合，住居の構造やその人の生活の仕方に基づいたセルフマネジメントや，地域の実情に応じた生活支援(買い物，洗濯，料理など)を，自発性や創意工夫によって築いていくことが必要である．

- 病院や施設などで療養を続ける場合，その人の生活の仕方に基づいたセルフマネジメントが可能となるような支援が必要である．

1.看護の基本となる概念／D.看護における倫理

基本的人権，世界人権宣言，個人の尊厳

1.基本的人権

・基本的人権とは，人間が人間らしく生きていくために必要な，基本的な自由と権利の総称である．さらに，自由権，参政権，社会権に分かれる．

・自由権には，精神的自由権，**身体の自由**，経済的自由権が含まれる．

・社会権には，**生存権**，教育を受ける権利，勤労の権利などが含まれる

・国連憲章や世界人権宣言では，人権の尊重順守の促進は各国の義務とされる．国際人権規約や地域的・個別的人権条約によって守るべき内容は具体化されている．

2.世界人権宣言

・1948年に，パリで行われた国際連合総会で採択された，人権に関する世界的な宣言である．

・法的な拘束力はなく，一つの理想を示したもので，前文と本文30条からなる．

・市民的・政治的基本権のほか，社会保障を受ける権利，労働権，教育を受ける権利などの経済的・社会的な権利も規定している．

3.個人の尊厳

・個人の尊厳とは，民主主義の基本原理の一つで，個人の価値を尊重することである．

・私利私欲のみを追求するのではなく，また個人よりも国家や民族などに高い価値を認めるもの(全体主義)とも異なる．

・個人の尊重とは，個人の**自由**と**生存**を尊重することであり，基本的人権尊重の原理にほかならない．

倫理原則, 職業倫理

1.基本的人権に関係する日本国憲法の条文(抜粋)

第13条(個人の尊重：プライバシー権, 幸福追求権)

すべて国民は, 個人として尊重される. 生命, 自由および幸福追求に対する国民の権利については, 公共の福祉に反しない限り, 立法その他の国政の上で, 最大の尊重を必要とする.

第14条(平等権)

すべて国民は, 法の下に平等であって, 人種, 信条, 性別, 社会的身分または門地により, 政治的, 経済的または社会的関係において, 差別されない.

第17条(損害賠償請求権：国及び公共団体の賠償責任)

何人も, 公務員の不法行為により, 損害を受けたときは, 法律の定めるところにより, 国又は公共団体に, その賠償を求めることができる.

第25条(生存権)

1. すべて国民は, 健康で文化的な最低限度の生活を営む権利を有する.
2. 国は, すべての生活部面について, 社会福祉, 社会保障および公衆衛生の向上および増進に努めなければならない.

第26条(文化的生存権：教育を受ける権利)

1. すべて国民は, 法律の定めるところにより, その能力に応じて, ひとしく教育を受ける権利を有する.
2. すべて国民は, 法律の定めるところにより, その保護する子女に普通教育を受けさせる義務を負ふ. 義務教育は, これを無償とする.

2. 看護職の倫理綱領（日本看護協会）

看護職は，免許によって看護を実践する権限を与えられた者である．看護の実践にあたっては，人々の生きる権利，尊厳を保持される権利，敬意のこもった看護を受ける権利，平等な看護を受ける権利などの人権を尊重することが求められる（前文より）．

● 条文

1. 看護職は，人間の生命，人間としての尊厳及び権利を尊重する．
2. 看護職は，対象となる人々に平等に看護を提供する．
3. 看護職は，対象となる人々との間に信頼関係を築き，その信頼関係に基づいて看護を提供する．
4. 看護職は，人々の権利を尊重し，人々が自らの意向や価値観にそった選択ができるよう支援する．
5. 看護職は，対象となる人々の秘密を保持し，取得した個人情報は適正に取り扱う．
6. 看護職は，対象となる人々に不利益や危害が生じているときは，人々を保護し安全を確保する．
7. 看護職は，自己の責任と能力を的確に把握し，実施した看護について個人としての責任をもつ．
8. 看護職は，常に，個人の責任として継続学習による能力の開発・維持・向上に努める．
9. 看護職は，多職種で協働し，よりよい保健・医療・福祉を実現する．
10. 看護職は，より質の高い看護を行うために，自らの職務に関する行動基準を設定し，それに基づき行動する．
11. 看護職は，研究や実践を通して，専門的知識・技術の創造と開発に努め，看護学の発展に寄与する．
12. 看護師は，より質の高い看護を行うため，看護職自身のウェルビーイングの向上に努める．
13. 看護職は，常に品位を保持し，看護職に対する社会の人々の信頼を高めるよう，努める．
14. 看護職は，人々の生命と健康をまもるため，さまざまな問題について，社会正義の考え方をもって社会と責任を共有する．
15. 看護職は，専門職組織に所属し，看護の質を高めるための活動に参画し，よりよい社会づくりに貢献する．
16. 看護職は，様々な災害支援の担い手と協働し，災害によって影響を受けたすべての人々の生命，健康，生活をまもることに最善を尽くす．

3. 看護者に求められる6つの倫理原則

自律尊重	患者が自分で決定できるよう，重要な情報の提供，疑問への丁寧な説明などの援助を行い，患者の自己決定を尊重し従うことを，医療専門職および患者の家族等，患者に関わる人々に対して求めることを意味する．
善行	患者のために最善を尽くし，その患者の考える最善の利益をも考慮することを意味する．
無危害	転倒・転落の予防など，危害を及ぼすことを避けるために十分適切な注意を払うことを意味する．
正義	資源の範囲，提供できる治療の限界について判断し，国籍や人種，貧富などに関わらず全ての患者に平等になるように医療を提供することを意味する．
誠実	真実を告げる，うそを言わない，あるいは他者をだまさない義務を意味する．
忠誠	医療専門職の義務である守秘義務や約束を守り，人の専心したことに対して誠実であり続けること．

患者の権利と擁護

1. 患者の権利

- 患者の権利とは，主に医療を受ける人の権利のことをいい，米国の「患者の権利章典」，英国の「患者の権利憲章」など，患者の権利に関する法律や宣言は数多く存在している．
- 患者の権利に関するリスボン宣言は，1981年にポルトガルのリスボンで開催された世界医師会（WMA：World Medical Association）の総会で宣言・採択されたものである．

●リスボン宣言における11原則

1. 良質の医療を受ける権利	• すべての人は差別されることなく適切な医療を受ける権利をもつ. • すべての患者は，外部干渉を一切受けていない医師からの治療を受ける権利をもつ. • 患者が受ける治療は，一般的に認められた医療である. • 医師は，医療の質を守る者としての責任を担うべきである. • 供給の限られた特定の医療に関して，患者は公平な選択手続きを受ける権利をもつ. • 患者は，医療を継続して受ける権利をもつ.
2. 選択の自由の権利	• 患者は担当の医師や病院などを自由に選択および変更できる. • いかなる治療段階においても，ほかの医師に相談して意見を求める権利をもつ.
3. 自己決定の権利	• 患者は医師から説明を受け，自分で治療方針を決定する権利をもつ. • 精神的に判断能力のある成人患者は，手続きや治療に関して同意または差し控える権利をもつ • 患者は医学研究や医学教育への参加を拒絶する権利をもつ.
4. 意識のない患者	• 意思を表明できない患者の場合は，法律上の権限をもつ代理人から，可能な限りインフォームド・コンセントを得なければならない. • 法律上の権限を有する代理人がおらず，医学的措置に急を要する場合は，患者の事前の確固たる意思表示あるいは信念に基づいて同意があるものと推定する. • 自殺企図により意識を失っている患者の場合は，医師は生命を救うよう努力すべきである.
5. 法的な能力のない患者	• 患者が未成年者または法的な能力がない場合，法律上の権限を有する代理人の同意が必要．ただし，患者の能力が許す限り，患者は意思決定に関与しなければならない. • 法的な能力がない患者でも合理的な判断が可能でありそうな場合，その意思決定は尊重されねばならない．法律上の権限をもつ代理人に対して，情報の開示を禁止する権利をもつ. • 患者の代理人または患者から権限を与えられた者が，患者の最善の利益となる治療を禁止する場合，医師はその決定に対して異議を申し立てるべきである．救急を要する場合，医師は患者の最善の利益に即して行動する.
6. 患者の意思に反する処置	• 患者の意思に反する処置や治療は，特別に法律が認めるか医の倫理の諸原則に合致する場合には，例外的な事例としてのみ行える.
7. 情報に対する権利	• 患者は，医療上の記録や症状について十分な説明を受ける権利をもつ. • 患者自身の生命や健康に著しい危険をもたらすおそれがある情報は与えなくてもよい. • 患者が理解できる方法で情報を伝えなければならない. • 他人の生命の保護に必要でない場合に限り，情報を知らされない権利をもつ. • 患者は，必要があれば，代わりに情報を受ける人を選択する権利をもつ.
8. 守秘義務に対する権利	• 患者に関するすべての情報は，患者の死後も秘密が守られなければならない. • 秘密情報は，患者が明確に同意するか法律に明確に規定されている場合に限り，開示が可能である. • 個人を特定しうる，患者のあらゆるデータは保護されねばならない.
9. 健康教育を受ける権利	• すべての人は，情報を与えられたうえでの選択が可能となるような健康教育を受ける権利をもつ．医師は教育的努力に積極的に関わっていく義務がある.
10. 尊厳に対する権利	• 患者の文化や価値観は，医療と医学教育の場において尊重されるものとする. • 患者は，最新の医学知識に基づき，苦痛を緩和される権利をもつ. • 患者は，人間的な終末期ケアを受ける権利をもつ．また，できる限り尊厳を保ち，かつ安楽に死を迎えるためのあらゆる援助を与えられる権利をもつ.
11. 宗教的支援に対する権利	• 患者は信仰する宗教の聖職者による支援を含む，精神的，道徳的慰問を受けるかどうか決定する権利をもつ.

2.患者の権利擁護

- 患者が自分自身の権利を守るための自己決定権をサポートすることを，**アドボカシー** (advocacy；権利擁護，代弁)という.

- アドボカシーは，患者の安全を守り，医療の質を保証し，意思決定を支援することにも関わる.

- 看護師は，患者の**アドボケート** (権利擁護者・代弁者)として，看護実践における患者の権利を守ること，患者の意思決定の援助，患者の人間としての尊厳やプライバシーなどの尊重に努める.

インフォームド・コンセント

- **インフォームド・コンセント**は，医療従事者が患者に当該医療行為に関して説明したことに対して，患者が同意をすることである.

- 患者への説明には，病状，医療従事者の提示する医療行為の内容・目的とそれに伴う危険，他の方法とそれに伴う危険，何もしない場合に予測される結果などが含まれる.

- インフォームド・コンセントは，「説明と同意」と訳される. 患者の自己決定権を守るために欠かせないものである.

- 患者は，医療従事者からの説明を，十分に理解・納得できるまで，自由に何度でも質問できる.

- 提示された診療行為のなかに同意できる選択肢がない場合，患者はすべての選択肢への同意を拒否してよい.

- 同意を拒否した診療行為を受けないことで起こりうる医学的な結末について，説明を受けることができる.

- 患者は，たとえ同意した医療行為であっても，同意の撤回や変更を求めることもできる.

- 患者は，医師の診療行為に満足できなければ，診療の継続を拒否もできる.

- 患者には病院・医師を選ぶ権利がある. 診療に満足できなければ担当医師の変更も要求できる.

- 患者に判断能力がないと認められる場合は，代理者がインフォームド・コンセントについて説明を受け，本人に代わり意思決定をすることができる.

- 患者には**真実を知る権利**がある. また，その権利を放棄する権利ももつ.

①患者に同意能力がある.

②医療従事者が適切な説明を行っている.

③患者が説明を理解している.

④医療従事者から説明を受けた患者が, 意識的に決定している.

[意思決定において, 本人への強制や情報操作などがなく, 意識的に同意しているとして, 医療行為が実施されることを認め, その医療行為に過失がない限りは, 行為の結果を受容する.]

倫理的葛藤と対応

- 倫理的葛藤とは, 毎日の看護業務の中で, 目の前の出来事が, 自分の価値観や倫理観に反している場合に, 看護職がもつ釈然としない感覚であるといえる.

● 倫理的葛藤が生じる場面の例

- 治療方針が, 本当に患者の意思に沿ったものなのか悩む
- 患者または利用者などの安全を確保することと, 尊厳を守ることが両立しないことに悩む
- 施設入居者の療養上の支援に対する, 他職種との意見の違いに困惑する

- 倫理的葛藤が生じた場合には, 患者または利用者などを中心に, 当事者にとっての最善とは何かを, さまざまな角度で考えることが必要である. 例:（治療方針などが）利用者のためになっているか, 患者は苦痛を感じていないか　など

- 「当事者にとっての最善」を考える場合, 患者だけでなく, 家族や保健医療福祉サービスに関わる専門職なども含めた, すべての関係者がそれぞれの立場や価値観を尊重して, ゴールに向かって協力することが必要である.

2.看護の展開／A.対象との関係の形成

信頼関係

1.バイスティックによる対人援助に関わる援助者の行動規範の7原則

①個別化の原則　　　　　⑤非審判的態度の原則

②意図的な感情表現の原則　⑥自己決定の原則

③統制された情緒関与の原則　⑦秘密保持の原則

④受容の原則

2.ロジャースによる傾聴の構成要素（ロジャーズの3原則）

①共感的理解	相手の話を，相手の立場に立って，相手の気持ちに共感しながら理解しようとすること．
②無条件の肯定的関心	・相手の話を，善悪や好き嫌いの評価をせずに聴くこと． ・相手の話を否定せず，その考えに至った背景を，肯定的な関心をもって聴くこと． ➡話し手は安心して話ができる．
③自己一致	・聴き手が相手に対しても，自分に対しても真摯な態度で，話がわかりにくいときはわかりにくいことを伝え，真意を確認すること． ・わからないことをそのままにしておくことは，自己一致に反する．

3.ラポール

・信頼関係とは，ラポールともいい，「お互いに信じ合い，頼り合う関係性」である．どちらもが疑いを持つ必要がなく，信頼し合うことで，絆や関係性が深まっていく．

・人間だれしも，出会って間もない人に自分のすべてを打ち明けることは期待できないが，相手との信頼関係（ラポール）が形成されている場合は，相手が自身についての情報を開示することが多くなり，相手の深層を引き出すことができる．

・看護を提供する前提は，看護職と患者・家族が相互に「信頼」する関係を構築することである．

・信頼関係に基づいた患者・家族の協力が不可欠であり，より質の高い保健・医療・福祉を作り上げることにつながる．

・信頼関係（ラポール）を築くためには，時間をかけて相手との関係性を積み上げていくことが必要である．そのためには，看護者には，受容，傾聴，共感，非審判的態度が求められる．

・信頼関係が崩れてしまった場合，信頼の再構築には，正直に謝ること，相手の話を聞くことに徹すること，強い心で相手を信じることが必要である．

|| トラベルビーによる，ラポールの形成の理論 ||

- トラベルビーは，『人間対人間の看護』において，看護師と患者の間の，人間どうしの関係について**5つの位相**があると論じている．

> ①出会い　　　　　　　　④同情
> ②アイデンティティの出現　⑤看護師と患者間の**ラポール**を得る
> ③共感感情の発展

- ラポール確立のためには，看護師と患者という立場を超えて，ひとりの人間同士としての**対人関係プロセス**が必要である．そのためには，看護師には十分に患者と対話をすることが必要なプロセスとなる．

援助関係

- **援助関係**とは，健康についてのニーズをもつ患者やその家族に対して，看護者が結ぶ対人関係である．看護師は，信頼関係を構築することによって専門性を発揮しながらその責務を果たすことができる．

- 援助関係は，自然的に発生はしない．看護師などの援助者が，意図的，計画的に関わることによって，成立する．

- 援助関係を築くためには，**患者の利益**のためという目的意識をもった対話が行われる必要がある．日常的な会話ではないことに注意する．

- 援助者は常に，**傾聴**の姿勢で**共感**を示す．また，対話の流れや回答を予測して，質問技法を用いて対話を展開していく．

- 専門的な援助関係では患者のニーズに焦点がおかれる．優先順位に基づき実施される．

- 援助方法の選択は，患者に選択する権利がある．

|| ペプロウによる，患者-看護師関係の4段階 ||

- ペプロウは，「看護は人間関係のプロセスであり，しばしば治療的なプロセスである」と述べ，そのプロセスには4つの段階があるとしている．

1. 方向づけ	・患者と看護者が出会うが，まだ，お互いに緊張状態にある段階． ・患者は切実なニードを持ち，健康問題を解決し始めようとする．
2. 自己同一化	・患者が自分のニードに応じてくれそうな，信頼できる看護者を選んで反応する段階． ・患者は自身の健康問題に興味を示し，看護者と共に解決しようと準備をはじめる．
3. 開拓利用	・患者は，提供されるサービスを十分に活用する段階． ・自身の健康問題を整理し，よりよい問題解決を目指していく．
4. 問題解決	・患者の健康問題は解決され，ひとり立ちの力を強めていく段階． ・病気の完治ではなく，病気と共存できるという，患者の成熟さが備わってきている．

2.看護の展開／B.基盤となる思考過程

根拠に基づいた看護＜EBN＞

- 根拠に基づいた看護（Evidence-Based Nursing）は，EBNという略称でも広まっている概念である

- EBNは看護師の熟練した経験や直感（経験則）に基づいて行われてきたケアに代わり，現時点で得られる最善の科学的エビデンス（根拠）を活用し，それぞれの患者にとって最善のケアを提供していくものである．

● EBN実践のための5つのステップ

1. 解決すべき問題を明確にする．
2. 根拠となる研究調査などの文献を調査し，エビデンスとなりうる情報を探す．
3. 文献で探した情報の信頼性と妥当性（エビデンスとして活用できるものであるかどうか）を評価する．
4. エビデンスを患者ケアに適用できるかどうかを，患者などの意向，臨床の専門知識，資源の利用可能性などから慎重に考慮して判断する．
5. アウトカム（エビデンスを患者ケアに導入した結果）を評価し，フィードバックをはかる．

クリティカル・シンキング

- クリティカル・シンキングは，目標に向かって，注意深く熟考していくことである．日本語の直訳「批判的思考」とは意味合いが異なることに注意が必要である．

- ある情報に対し疑問を提示し，推論を推し進め，証拠となるデータを集めながら，科学的根拠（エビデンス）に基づいて論理的にものごとを判断するための思考法である．

- 看護実践においては，観察・経験・推論・コミュニケーションなどによって引き出した情報を，積極的にイメージ化し，分析・評価して，問題解決に必要な計画を立案することであり，看護の質の向上に欠かせない思考である．

- 看護におけるクリティカル・シンキングの構成要素としては，①専門的知識基盤，②経験，③有能さ，④態度，⑤標準などがあげられる．

問題解決過程

- **問題解決過程**は個別援助技術の過程であり，パールマンによって体系化された．

- 援助の目標を，サービス利用者と援助者との間で確認された問題の解決と定める．そして，人間関係や生活環境への不適応を解決するための具体的な援助を行っていく．

- 問題解決の過程は以下の段階を経る．

  > 1．現状の正確な理解
  > 2．問題の原因の見極め
  > 3．効果的な解決策の立案(仮説立て)
  > 4．実行と検証

- 看護における問題解決過程では，はじめに多面的な情報を収集して分析し，看護問題を抽出し，取り組むべき内容の優先順位をつける．

- 患者の状態の変化に伴い，看護問題の優先順位は変わっていく．優先順位に沿いながら，また家族などの意見や同意も得ながら，看護計画を立案していく．

- 看護問題は，疾患の症状だけでなく，患者の身体機能や精神心理状態，家族をはじめ患者を取り巻くさまざまな環境が関連する．疾患が何かというだけで，看護問題が確定するわけではない．

2.看護の展開／C.看護における連携と協働

看護職間の連携と協働

- 看護職は、看護師、准看護師、助産師、保健師の4つの職種で構成されている.

- 看護職は、医療施設内および医療施設間、また地域においてそれぞれ連携し、対象者を看護し、その生活を支えていく. そのために、同じ目標をもち、信頼し合い、対等の立場で協働する.

職種名	資格	資格区分	業務・役割
看護師	厚生労働大臣発行による国家資格	業務独占	• 傷病者や妊産婦の療養上の世話、診療の補助を行う.「人を看る」という看護師独自の視点で、対象となる人を身体や精神、社会、文化などさまざまな側面から捉え、情報を総合的にアセスメントし、必要な看護を的確に判断する. • 病院や診療所などの医療機関のほかに、訪問看護や福祉関連施設など、人々の生命と生活を支える専門職として、看護師が活躍する場は広がっている.
准看護師	都道府県知事発行による免許	業務独占	• 医師・歯科医師又は看護師の指示を受けて、病気や怪我を患っている人の看護や診療の補助を行う.
助産師	厚生労働大臣発行による国家資格	業務独占	• 出産の介助、出産にいたるまでの妊産婦への保健指導やアドバイス、産後の母子のケアを担うほか、育児指導や、不妊治療を行っている夫婦の相談、思春期・更年期の性の健康に関する相談など、女性の生涯を通じた性と生殖における健康問題に関わる. • 病院・診療所に勤務する以外に、自分で助産所を開業することもできる.
保健師	厚生労働大臣発行による国家資格	名称独占	• 人々が健康な生活を送れるように保健活動を行う. • 保健所・保健センターなどの公的機関で働く保健師が多く、地域の健康データを分析した上で、問題の解決に向けて乳幼児健診や健康相談、生活習慣病予防対策などを行う.

日本看護協会：看護職を目指す方へ. https://www.nurse.or.jp/aim/nursing.html （2022年10月11日閲覧）を参考に作成

●業務独占資格と名称独占資格

業務独占資格		有資格者以外が携わることを禁じられている業務を独占的に行うことができる資格 ＊業務独占資格は名称独占資格も兼ねているため、無資格で業務を行うだけでなく、その資格を名乗って業務を行うと罰則も重くなる.
	名称独占資格	有資格者以外はその名称を名乗ることが認められていない資格 ＊業務独占は兼ねていないため、無資格者がその業務を行なったとしても罰せられることはない.

■看看連携

- 看看連携とは，ある地域のさまざまな場で活躍する看護職が連携することである.

- 地域包括ケアシステムを推進するうえで，地域の医療機関などの連携や職種間の連携が重要となる.

- 看護師は，医療・介護・福祉など，さまざまな場において幅広く活躍する専門職であることから，連携の中心的役割を担う.

- 地域医療の連携を担う中核病院の看護職に求められる看看連携には，①退院支援，②日常の療養支援，③急変時の対応，④看取りがある.

多職種間の連携と協働

- 多職種連携とは，医師，看護師をはじめとする看護職，医療や介護福祉に関わるその他のさまざまな専門職に携わる人々が，専門性を活かし合いながら，一つのチームとして地域に働きかけることをいう.

- 保健医療福祉サービスに関わるすべての専門職は，人びとに向けて最善を尽くすことを共通の価値として行動する．一方，それぞれの専門性が異なることが，問題の捉え方，判断の内容および根拠の違いとなってあらわれることも少なくない.

- 多職種によって構成されるチーム内で，それぞれの専門職が持つ価値観に相違がみられることも多い．それによって倫理的課題への解決策を検討する場合などでも職種間での対立を招く原因となることもある.

- 倫理的課題に多職種がチームとして対応する場合，患者や利用者，もしくはその家族に対する目標に向けて，それぞれの専門性を発揮することが重要である．その際，個々の立場は対等である.

- 立場が対等であっても職種間の対立を避ける気持ちや互いの立場への配慮・遠慮から，結果的に発言や提案を控えてしまうこともある.

チームでの活動

1. ケアチームにおける看護師の役割

- 看護師は医療ケアチームのメンバーの中で，最も患者のベッドサイドにいることが多く，観察によって患者の情報を得ることができる．

2. リハビリテーション専門職の役割

理学療法士	・運動療法による身体機能の改善を図る． 運動療法（例）： 　関節可動域の増大，筋力の増強，麻痺を回復させる神経生理学的運動練習，寝返り・起き上がり・起立・歩行などの練習・指導，心臓リハビリテーション，呼吸リハビリテーション ・物理療法（補助手段）を行う． 例：渦流浴・電磁波・低周波・牽引・マッサージ
作業療法士	・作業活動を通じて心身機能の回復を図る． ・日常生活の諸動作の自立指導をする． ・職業前評価・指導（手工芸など）と趣味娯楽の開発・指導（音楽やあそびなど）を行う． ・精神的作業療法を行う．
言語聴覚士	・言語治療（失語症や言語発達遅滞，麻痺性構音障害，吃音，難聴などの言語障害） ・咀嚼・嚥下障害の治療

3. 社会福祉・心理専門職の役割

介護福祉士	・介護福祉士は，介護サービスを提供する（国家資格，名称独占）． ・2012年度から，介護福祉士や一定の研修を受けた介護職員などは，一定の条件の下で，喀痰吸引と経管栄養が実施できるようになった．
介護支援専門員	・要介護者等の居宅サービス計画の作成など，介護保険でのケアマネジメントを行う（都道府県知事による資格）．
社会福祉士	・福祉に関する相談への対応，助言や指導に加えて，福祉サービス提供者または保健医療サービス提供者との連携および調整その他の援助を行う（国家資格，名称独占）． ・「高齢者介護」「障害者支援」「生活保護」「児童福祉」など，すべての福祉分野が対象であり，ソーシャルワーカーとよばれる． ・医療機関で働いている場合には，医療ソーシャルワーカー（MSW）とよばれる．
精神保健福祉士（PSW）	・精神保健福祉領域のソーシャルワーカーである． ・精神障害者のスムーズな生活運営のため，相談や生活支援，助言，訓練，社会参加の手助け，環境調整などのほか，社会復帰に関する相談に応じて援助を行う． ・病院において，医師や臨床心理技術者などと連携したり，行政機関において精神障害者の支援業務にあたる（国家資格，名称独占）．
臨床心理技術者 （公認心理師，臨床心理士）	・心理学に関する専門的な知識と技術を持ち，心理に関する相談，助言・指導やその他の援助を行う専門職である． ・デイケアで医師や看護師，作業療法士，精神保健福祉士などとチームになり，心理教育的なプログラムを通して患者のリカバリを支援する（公認心理師は国家資格で名称独占，臨床心理士は民間資格）．

- 社会福祉・心理専門職の国家資格はすべて名称独占である．

4. 主な医療チームの構成と働き

名称	構成職種	業務など
感染制御チーム ICT Infection Control Team	医師，看護師，薬剤師，臨床検査技師，事務職員など	院内感染対策活動を実践的に遂行していく組織．院内で起こる感染症から患者・職員の安全を守るために活動を行う．
栄養サポートチーム NST Nutrition Support Team	医師，看護師，薬剤師，理学療法士，言語聴覚士，管理栄養士，臨床検査技師	栄養面から治療を支えるチーム．入院患者の栄養状態にスタッフ全員で目を向け，適切な栄養が取れるよう対応する．
緩和ケアチーム PCT Palliative Care Team	医師，看護師，薬剤師，医療ソーシャルワーカー(MSW) など	患者のがんなどによる痛みや倦怠感，患者の不安・精神的苦痛など，さまざまな症状を緩和し，患者・家族がよりQOLの高い療養生活を送ることができるようケアを提供する．
褥瘡対策チーム PUT Pressure Ulcer Care Team	医師，病棟看護師，皮膚・排泄ケア認定看護師，リハビリテーションスタッフ，薬剤師，栄養士	多職種の専門性を生かして，発症の予防や褥瘡のある患者には発症より適切なケア・治療を提供し，院内における褥瘡発生の減少，早期治療を目指す．
呼吸ケアチーム RCT Respiratory Care Team	医師，看護師，理学療法士，臨床工学技士	人工呼吸器管理や呼吸ケアの十分な経験をもつ医療職による専門チーム．人工呼吸器装着患者に対する管理方法の標準化と人工呼吸器からの早期離脱に向けて，質の高い看護ケアの提供を目的としている．

3.看護における基本技術／A.コミュニケーション

コミュニケーションの目的と構成要素

- コミュニケーションは，送り手(伝達者)が，ある事柄について，受け手 (受容者)に特定の刺激を意図的に送り出すことで伝え知らせる心理的 な手段であり，記号を用いて，一定の意味内容を伝える過程をもつ.

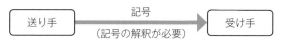

- コミュニケーションに用いられる記号には，象徴(シンボル)と合図(シ グナル)がある.

- 象徴とは,送り手が伝えようとする事柄の特定の部分を示すものである.

- 合図とは，送り手と受け手の間でのルールとして決めた，伝達・確認の 方法である.

- 象徴のもっとも発達したものが言語である.

言語的コミュニケーションと非言語的コミュニケーション

- コミュニケーションの手段には，言語的コミュニケーションによるもの と，非言語的コミュニケーションによるものがある.

言語的コミュニケーション	文字や言葉を用いて行われる.
	会話，筆談，手紙，メール，ビデオレター，単語カード　など
非言語的コミュニケーション	• 文字や言葉を用いず，患者の表情や視線，しぐさ，姿勢，沈黙，服装といったさまざまな状態から察知して，メッセージとして受け止める. • 意識的・無意識的に言語的コミュニケーションに伴って現れ，その補充・強化・修正・代理の働きをする.
	表情，視線，身振り，しぐさ，姿勢，距離，外見，服装，化粧，持ち物，タッチング，沈黙　など

- 人間社会では，言語的コミュニケーションが35％，非言語的コミュニ ケーションが65％の割合で行われていることが，さまざまな先行研究 で示唆されているが，メッセージの共有には両方が必要である.

コミュニケーションの基本的な技法

● **言語的コミュニケーションの技法**

相づち	・うなずきを示したり，相づちを打ったりなど，相手の話を聞くときに，反応を示しながら聞く． ・無反応ではなく「聞こう」というこちらの熱意を効果的に伝えることができる． ・自分の熱意が伝われば，相手の発話も促される．
くり返し	・自分が相手の言葉をくり返すことで，相手は自らの言葉を確認することができる．メッセージが共有されているとわかり，安心して話を進められる． ・相手の言葉の一部をくり返しながら聞くのも，受け手の熱意を伝える助けになる． ・相づちやくり返しなどは相手の話の腰を折る可能性がある．非言語的な反応であるうなずきを基本に，合間に短い言語的反応の相づちを打ち，さらに相づちの合間に，長い言語的反応のくり返しを行うのがよい．
共感	・相手が不快な感情を抱いているときには，共感の技法を使って相手の気持ちに理解を示し，付き添う．相手の気持ちを癒すことができる． ・相手が快の感情を抱いているときにも，共感によって，前向きになってもらうことができる．
明確化	・相手が言葉に詰まっている場合は，急かせずに言葉を待つ．その後も言葉が出てこない時には，相手が言いたいことを「〜ということですか」など，代理になり明確化することも必要となる．
要約	・話を聞いたあとは，その要点だけを一度，要約して相手に返す． ・相手が話の途中で方向を失ったり，長話になったりする場合は，要約が問題の整理に役立つ．
開かれた質問 （オープンエンディッド・ クエスチョン， open-ended question）	・応答内容を相手に委ねる質問形式である． 　①導入のための質問：「どのようなことでいらっしゃいましたか？」など 　②具体例を引き出す質問：「具体的にお話しいただけますか？」など 　③経過を聞く質問：「それでどうなりましたか？」など 　④感情をきく質問：「どのように感じましたか？」など ・開かれた質問で尋ねられた側は，回答のために考える時間が必要となる． ・応答はさまざまな情報を含んでいる可能性が高く，会話の深まりが期待できる．
閉ざされた質問 （クローズド・クエスチョン， closed question）	・相手が「はい」「いいえ」あるいは一言で答えられるような質問形式である． 　例：「お休みは土日ですか？」「ご出身はどちらですか？」など ・応答は「はい」か「いいえ」あるいは一言ですむため，考えこむ必要がほとんどない． ・質問する側は得たい情報だけを得ることができ，答える側は答えるのに苦労しなくてすむが，回答の自由度は少ない．

● **非言語的コミュニケーションの技法①**

沈黙	・お互いのメッセージを確認し，洞察する効果がある．また，相手への抵抗の感情を示す時に用いられることもある． ・沈黙が抵抗の感情として相手に伝わると，相手は不安になる．「なにかが気に入らないから黙っている」と考え，話を補うことがある．沈黙はさらに相手から情報や譲歩を引き出す技法でもある．
タッチング	・患者の身体に手を当て，さする，揉む，圧迫する，軽くたたくなどの技法である．患者へ安心と安楽を与えることを目的とする． ・近年，タッチングがオキシトシンの分泌を促すことが知られている． 　オキシトシン：血圧や心拍を下げる・免疫力を強める・痛みを和らげるなどの身体への効果のほか，触れる人との愛情を深める・信頼感を高める・親密な関係を築く効果もある． ・パーソナルスペースに踏み込むケアであるため，相手との関係性をアセスメントして行うことが必要である． ・快いタッチングは親密性を増す効果があるが，不用意なタッチングは脅威や不快感を与えるので慎重に行う． ・異性間だけでなく同性間でも，タッチングをセクシャルハラスメントと感じさせたり，自分への特別な感情があると思わせてしまうことを避けるため，患者の年齢や性別にも考慮する．

● 非言語的コミュニケーションの技法②

目線と視線

- 目線とは目の高さのことであり，視線は目の方向のことをいう．

- ベッド上や車椅子上の患者・利用者と対話する際には，自然と看護師の目線が相手よりも高くなってしまうことに注意する．目線が高く，上から目線になると，威圧感を与えかねない．しゃがむ，腰をかがめる，椅子に座るなどの工夫で，患者・利用者と同じ高さの目線になるように心がける．

- 視線についても注意が必要である．対話の時に相手と一度も視線を合わせないのは失礼となってしまう一方，相手を凝視したままでは互いに緊張してしまう．

- 視線は合わせたりそらしたりと，適切なアイコンタクトとともに話すと，お互いにリラックスすることができる．

┃適切なアイコンタクトを取るためのコツ┃

- 相手と 90 度法で着席することが最も適切とされる．

- 180 度法で座ると，同じ方向を向くため視線を合わせるのに苦労する．

- 対面法で座ると，視線をそらす時に不自然となる．

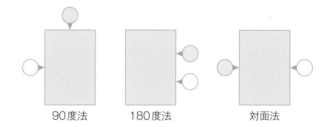

90度法　　　180度法　　　　対面法

コミュニケーションに障害がある人々への対応

- コミュニケーション手段に障害がある患者への対応においては，患者に自己否定感を与えないように十分に配慮する．

● **コミュニケーションに障害がある患者への配慮（例）**

構音障害のある患者	・短くゆっくり話してもらう． ・クローズド・クエスチョンで患者が伝えたいことを絞り込む．
聴力障害がある患者	・正面から話しかけ，口をはっきりと動かし，表情や身振りなど，視覚を活用する． ・筆談も効果がある．
認知症のある患者の場合	・患者の話す内容が誤っていても訂正しない． ・患者のペースに合わせて話す．
失語のある患者の場合	・患者の言葉が誤っていても訂正しない． ・イラストや物を用いて，患者が伝えたい内容を理解する姿勢が重要である．

MEMO

3. 看護における基本技術／B. 学習支援

学習に関わる諸理論

- 学習理論(学習の原因や仕組みを説明するもの)には,学習を刺激と反応の結合であるとするSR(stimulus-response)説と,学習とはものの見方の変化であるとする認知説(SS＜sign-significate＞説)が主なものである.

- 学習が成立する必要条件を基準にすると,**強化説,非強化説,2要因説**に分けられる.

■ スキナーの学習理論：行動主義

- 行動主義とは,ワトソンにより提唱された現代心理学の立場であり,客観的な行動のデータを重視したものである.

- 行動主義では,学習とは「刺激→反応」のくり返しによる強化であるとされる.

- スキナーは,生物体が自発して行う行動であり,能動的な行動である**オペラント行動**を発見した.

‖ スキナーの実験 ‖

- **スキナー箱**(レバーを押すとエサが出る仕組みをもつ実験装置)にネズミをいれ,たまたまであってもネズミがレバーを押すことでエサが手に入った経験をくり返すことで,ネズミは能動的にレバーを押すようになる,というオペラント行動を証明した.

- オペラント行動に伴う現象として,**正の強化,負の強化,正の罰,負の罰**がある.

正の強化	望ましい結果が得られたことで,特定の行動が増える.
負の強化	望ましくない結果を得てしまったたことで,特定の行動が減る
正の罰	不快なことが取り除かれたことで,行動が増える
負の罰	楽しみを奪われたことで,行動が減る

■ プログラム学習の5原理

- スキナーは，オペラント行動になされる報酬や罰に対応して行動が強化され，行動の頻度が増える(減る)ことを，**オペラント条件づけ**とよんだ．さらにその理論を人間に応用し，プログラム学習法を提唱した．

- プログラム学習では，学習のステップを細かく設定したうえで，次の流れをくり返し，目標達成を目指す．

> ①学習者へ問題提起をする
> ➡②学習者が反応する
> 　　➡③反応に対して即時フィードバック

- プログラム学習は，次の5つの原理で成り立っている．

積極的反応の原理	・学習者の理解度は問題への解答により，判断される． ・学習の達成度は，自分の外に出してみることではじめて明らかになる．
即時確認の原理	・学習者の反応について，当人にその正否をすぐに伝える． ・学習者は，自分の反応が正しかったかどうかをわかったうえで，次の反応を要求される．
スモールステップの原理	・学習のステップを細かく設定する． ・学習の失敗はそれを定着させる危険性があるため，答えやすいようステップを細分化する．
自己ベースの原理	・学習者それぞれのペースで学習を進められるようにする． ・適当なスピードは学習者によって異なる．
学習者検証の原理	・プログラムの良し悪しは，学習が成立したかどうかで判断する．

学習支援の方法と媒体

- 学習支援の種類には，学習の内容や方法に関するもの，また学習環境整備などがある．

- 学習支援の方法には，個別指導と集団指導がある．

●個別指導と集団指導

	個別指導	集団指導
利点	・指導者と学習者が1対1あるいは1対2～3程度のごく少人数 ・患者個々の特性に応じて対応できる． ・個々の学習者のプライバシーが守られやすい． ・個々の患者の特性に応じた「テーラーメイド治療」が実践できる． ・個人の主体的な生活習慣の改善に，個別性を重視した個人対応が可能である． ・偏見や誤解を伴いやすい感染症感染者の生活指導などは，個別指導が適している． 　例：ヒト免疫不全ウイルス〈HIV〉感染者への生活指導や，胃全摘出術後の患者への退院指導，子宮頸がんの術後の神経因性膀胱の患者への間欠的自己導尿の指導など	・一定程度の人数を集め，行われる． ・一度に大勢に向けた指導ができる． ・同じ問題を共有することで共感が得られ，問題に対する対処について情報交換が得られる（ピアサポート効果）． 　例：小学生へのインフルエンザ予防の指導や塩分摂取量が多い地域住民への食事指導， 　　　3～4か月児健康診査に来た保護者への離乳食の指導は，集団指導が適している．
欠点	・個人で問題や悩みを抱え込みやすい． ・同じ問題を抱えた人がどのような経過であるかなどの情報が得られにくい．	・個別の原因や症状に合った指導ができない． ・個別の理解度に合わせた指導が行いにくい．

- 学習支援には，これまで紙媒体の使用が一般的であった．近年，DVDやパソコン，タブレット端末など，さまざまな視聴覚媒体を用いた学習支援が登場している．

- プログラム学習を実践するために学習者が利用する教育機器は，「ティーチングマシン」という．

■ピアサポート

- ピアサポートは，共通する悩みや症状などの問題を抱えている当事者同士が，互いの経験・体験をもとに語り合い，問題を明らかにしたり，回復に向けて情報を提供し合うなど，協働的にサポートを行う相互支援である．

- 成功体験などを聞くことで，他の当事者が「自分にもできるかも知れない」と思うことができるという，自己効力感の高まりが期待できる．

- 協働での活動は仲間意識を高め，同じ病気をもつ当事者の悩みなどを聞き，相談し合うことが「一緒にがんばろう」という意欲の向上につながる．

- 個別指導で効果があらわれにくい場合，心理的苦痛と精神的充足感の欠如を抱えていることがあり，ピアサポートの効果が期待される．

■ 自己効力感

- 自己効力感とは，カナダの心理学者アルバート・バンデューラにより提唱された社会的学習理論である．

- バンデューラによると，人間の行動を決定する要因には，①先行要因，②結果要因，③認知的要因がある．これらが絡み合って，人と行動，環境という三者間の相互作用が形成される．

- 行動の先行要因の予期機能には，**結果予期**と**効力予期**の2つのタイプがあるとされている．

結果予期	ある行動がどのような結果を生み出すかという予期
効力予期	ある結果を生み出すために必要な行動をどの程度上手くできるかという予期

- 自分がどの程度の**効力予期**を持っているのかを認識したときに，その人には自己効力感があるという．自己効力感を変化させる情報源として，①遂行行動の達成，②代理的体験，③言語的説得，④情動的喚起がある．

学習支援プロセス

- 学習心理学者のガニェは，授業や教材を構成する指導過程を，学びを支援する外側からの働きかけ（外的条件）と考えた．

- 指導過程を4つの段階に分け，外的条件を9つの働きかけ（ガニェの9教授事象）として，提案した．

- ガニェの9教授事象は，脳内の情報と知識に関するプロセス（情報処理→長期記憶としての蓄積→知識として引き出される）にそう教え方により，学びの効果を高める学習支援設計である．

段階	働きかけ（外的条件）
導入	①学習者の注意を喚起する ②学習者に目標を知らせる ③前提条件を思い出させる
情報提示	④新しい事項を提示する ⑤学習の指針を与える
学習活動	⑥練習の機会をつくる ⑦フィードバックを与える
まとめ	⑧学習の成果を評価する ⑨保持と転移を高める

3.看護における基本技術／C.看護過程

- 看護過程とは，看護師が看護を行うプロセスのことをいう.

- 看護過程は，アセスメント，看護診断，看護計画，看護の実施，評価の
  5つの要素から成り立つ.

●看護過程の5つの構成要素

第1段階	アセスメント	情報収集・確認・整理・解釈・分析	看護診断過程
第2段階	看護診断	問題の特定・問題要因の特定，共同問題，ウェルネスの状態，対処能力の特定	
第3段階	看護計画	問題の優先度の決定，看護目標の設定，看護ケア計画の立案	看護実践課程
第4段階	実施	看護実践・活動，情報収集の継続	
第5段階	評価	目標達成の有無・程度，看護過程全体に対する評価，ケア計画の修正	

情報収集

- 情報には主観的情報と客観的情報がある.

主観的情報	・患者が自身の病気をどのように体験・認識しているかについての情報である. ・患者へのインタビューによって得られる. ・患者自身の病気や症状の受け止め方，既往歴，現病歴などが含まれる. ・なるべく患者自身の言葉そのままで表記する.
客観的情報	・患者の身体各部の徴候について，看護師が視診・触診・打診・聴診などの基本的技術を用いて行う観察から得られる情報である. ・検査データなど，数値で得られる情報や画像所見も含まれる.

アセスメント

- アセスメントとは，情報を収集し，整理・吟味，判断する過程である.

- 看護計画を立案するためには，アセスメントによって情報を整理して
  看護問題を明らかにすることが必要である.

- アセスメントは看護過程の実施・評価の場面でも行われる.

計画

- 計画(Plan)の段階では「5W1H」の質問を意識して，現状や目標を分析すると詳細を考えやすいといわれている.

● **5W1Hの質問**

> 誰が(Who)，いつ(When)，どこで(Where)，
> 何を(What)，なぜ(Why)，どのように(How)

- 看護計画の立案において，看護問題の優先順位を決定する指標には，**マズローの基本的欲求階層説**が用いられる.

- 生命の危険度(生理的ニード)や対象の主観的な苦痛の程度(安全・安楽のニード)が優先し，健康回復に及ぼす問題の影響は下位に下がる.

- 実在型看護診断が，リスク型看護診断やヘルスプロモーション型看護診断よりも優先される. 患者の生理的状態が心理・社会的問題よりも優先される.

- 抽出された看護問題に対して，問題解決の目標と**観察計画(O-P)**，**援助計画(T-P)**，**教育計画(E-P)**を検討する.
- 看護計画の内容は，患者に同意を得ておくことを忘れてはいけない.

実施

- ケアを実施する前には,患者の状態を把握するためアセスメントを行い,実施してよいかどうかを判断する.
- 看護計画で立案したケアは，患者の状態を確認しながら実施する. 必要に応じて，計画はいつでも修正する.

- ケアの実施によって変わったこと(変わらなかったこと)などの情報も収集するように注意する.

評価

- ケアを実施した後はケアによって患者の状態がどう変わったのか，変わらなかったのかを確認するためにアセスメントを行う.
- ケアの実施により，目標とした成果が得られたのかどうかを確認する. 成果が目標に到達していない場合は，継続してどのようなケアが必要かを考える.

- 必要に応じて新たに患者の情報を収集し，ケア実施後の状況と合わせてアセスメントする.

3.看護における基本技術／D.看護業務に関する情報

看護業務に関する情報の種類

- 看護職が看護業務に関して取り扱う情報は，看護を提供する対象者に関する情報のほか，医薬品や医療技術の情報，保健・医療・福祉の制度や施策に関する情報，最新の看護に関する情報などがある.

- 対象者に関する診療の過程や療育環境における患者の身体状況，病歴，治療，家族歴など，医療従事者が知り得た情報は，**診療情報**や**看護情報**とよばれる.

- 看護職は個人情報以外にも，私的な事柄のうち，当事者が公開を望まない，プライバシーに関連した情報を得ることも多い.

- **保健師助産師看護師法**では，看護職は業務上知り得た，患者などの秘密を漏らしてはならないことが述べられている（第42条の2）. 違反者には，6か月以下の懲役または10万円以下の罰則規定がある（第44条の3）.

- **刑法**（第134条1項），**母体保護法**（第27条），**精神保健及び精神障害者福祉に関する法律**（第53条），**感染症の予防及び感染症の患者に対する医療に関する法律**（第73条）などでも，業務上知り得た，患者などの秘密を保持しなければならない旨が罰則とともに定められている.

■**個人情報保護法**
- 個人情報の有用性に配慮しながら，個人の権利や利益を守ることを目的として，2003年に制定され，2004年に全面施行された.

- 違反者には，6か月以下の懲役または30万円以下の罰金の罰則規定がある.

1.個人情報
「生存する個人に関する情報であって，当該情報に含まれる氏名，生年月日その他の記述等により特定の個人を識別することができるもの（他の情報と容易に照合することができ，それにより特定の個人を識別することができることとなるものを含む）」（第2条1項）

2.要配慮個人情報
「本人の**人種**，信条，社会的身分，**病歴**，犯罪の経歴，犯罪により害を被った事実その他本人に対する不当な**差別**，偏見その他の不利益が生じないようにその取扱いに特に配慮を要するものとして政令で定める記述等が含まれる個人情報をいう」（第2条3項）

3.個人情報保護の基本原則

保有の制限	個人情報の保有に当たっては，利用目的を明確にしなければならない．利用目的の達成に必要な範囲を超えて個人情報を保有してはならない．
利用目的の明示	本人から直接書面で個人情報を取得するときは，原則として，あらかじめ利用目的を明示しなければならない．
利用及び提供の制限	原則として，法令に基づく場合を除き，利用目的以外の目的のために，保有している個人情報を利用・提供してはならない．
正確性の確保	利用目的の達成に必要な範囲内で，保有している個人情報が過去又は現在の事実と合致するように努めなければならない．
安全確保の措置	保有している個人情報の漏えいなどの防止のために必要な措置を講じなければならない．
従事者の義務	業務に関して知り得た個人情報の内容を，みだりに他人に知らせたり，不当な目的に利用してはならない．

看護業務に関する情報の記録・報告・共有

1.情報の記録

- 情報を効果的に活用するためには，記録の際に，正しく，明確に，わかりやすくすることが重要である．

- 診療情報などの記録は，医療従事者間の情報共有のためにも活用できる．記録は，ケアの評価やスタッフの教育・研究に活用できるほか，法的記録や，施設の設立要件や診療報酬上の要件の説明にも大きな役割をもつ．

- 医師による診療録および看護記録には，問題志向システム(POS：Problem-Oriented System)が広く用いられている．

- POSを用いた診療録はPOMR (Problem-Oriented Medical Record)であり，看護記録はPONR (Problem-Oriented Nursing Record)である．

- 症状や看護診断名などに焦点を当てる記録様式はフォーカスチャーティング(焦点式記録)という．焦点を当てるべき，注目すべき事項(Focus：F)をキーワードとしてリストアップし，経過記録としての情報(Data：D)，看護行為(Action：A)，患者の反応(Response：R)をもとに記録する．

- 診療情報の記録には，バイタルサインなどの経過や指示について，全体の流れがわかるように一覧表にまとめるフローシートや，一定の疾患を持つ患者に対して，入院後のスケジュールを表にまとめたクリニカルパスなどがある．

- 近年は，電子カルテ，オーダリングシステム，レセプトコンピュータなど，コンピュータを用いた医療情報システムによる患者のデータ管理が行われるようになっている．

■ 問題志向システム（POS：Problem-Oriented System）

- 問題志向システム（POS）は，患者の健康上の問題を明確に捉え，その問題解決を論理的に進めるという考え方である．

- 看護記録を経時的にPOSによって記録する場合，SOAP形式（S：Subjective data＜主観的情報＞，O：Objective data＜客観的情報＞，A：Assessment＜SとOからの判断，アセスメント＞，P：plan＜看護計画＞）で記録される．

- SOAP形式での記録においては，主観的情報（Sデータ）と客観的情報（Oデータ）の区別が重要である．

● 問題志向型の看護記録
　（PONR：Problem-Oriented Nursing Record）の構成

基礎データ	看護を必要とする人の病歴や現在の治療，使用薬剤，アレルギー，さらに，身体的，精神的，社会的，スピリチュアルな側面の情報等を記載したもの．
問題リスト	アセスメントにより導き出された患者が抱える問題（看護問題）を抽出し，優先順位をつけた情報のこと．
看護計画	看護を必要とする人の健康問題と期待する成果，期待する成果を得るための個別的な看護実践の計画を記載したもの．
経過記録	看護を必要とする人の意向や訴え，健康問題，治療・処置，看護実践等の経過を記載したもの．
退院時要約	看護を必要とする人の健康問題の経過，情報を要約したもの．

■ 退院時要約（サマリー）

- 退院時要約（サマリー）は，入院患者の病歴，入院時の身体所見や検査所見，そして入院中に受けた医療内容をまとめた記録（要約書）である．

- 退院サマリーは，患者に関わるすべての医療スタッフにとって，診療内容の検証や退院後の外来診療などにおいて，入院中の治療，診断情報を把握するため重要な記録となる．

- 一般的に，サマリーの作成期間は，退院後2週間以内が望ましいとされる．退院後の次に外来診察となるまでの平均的な日数に基づいている．

- 退院サマリーを一定期間内に作成することは，病院の医療の質の向上に繋がる．

2. 報告・共有

- 情報共有は，職種間の連携のために必須である．
- 情報共有の基本は，**報告・連絡・相談**（ほうれんそう）であり，口頭での伝達のほか，紙面や電子媒体による記録により行われる．
- 医療提供者は専門用語を用いることが多く，組織によって異なる略語をもつことも多い．情報の的確な共有のために，情報の標準化が行われている．

報告	結果を知らせる．
連絡	つながりをとる，知らせる，知り合う．
相談	話し合い，意見をだしあう，意見を述べる．

■ 医療情報の標準化

- 診断名の標準化には，WHOが定めた疾病の分類である**ICD**（疾病および関連保険問題の国際統計分類）が用いられている．
- 日本では，現在**ICD-10**（2003年版に準拠したもの）が用いられているが，2022年1月にはICD-11が正式に発効されている．今後，邦訳作業が行われて適用される見通しである．

■ 看護情報の標準化

- 看護情報の標準化に向けた取り組みの例として，看護過程のプロセスの1つであるNANDA-I看護診断の導入がある．
- **看護診断**とは，アセスメントから得た情報をもとに導き出した看護問題を「診断名」として標準化したものである．
- NANDA-I看護診断は看護問題を導き出すための診断基準であり，「実在型看護診断」，「リスク型看護診断」，「ウェルネス型看護診断」の3つの表現形式が存在する．

● NANDA-I看護診断の表現形式

実在型看護診断	個人・家族・地域社会に存在する健康状態や，生活過程に対する人間の反応を記述する．
リスク型看護診断	その状態を起こしやすい個人・家族・地域社会に生じることのある健康状態や生活状態に対する人間の反応を記述する．
ウェルネス型看護診断	より高い状態へ促進される準備状態にある個人・家族・地域社会のウェルネスのレベルに対する人間の反応を記述する．

- 各診断は，①診断ラベル，②定義，③診断指標，④関連因子，⑤危険因子の5つの要素によって構成されている．
- NANDA-I看護診断をもとに，どのように看護介入すれば良いのか，どのようなケアを行うのかを分類するものとして，**NOC**（看護成果分類）と**NIC**（看護介入分類）がある．

NOC（看護成果分類）	問題解決において期待される看護介入が，どの程度有効であるかを看護感受性成果として具体的に数量化して示したもの．
NIC（看護介入分類）	実際にどんな観察やケアを行うのかを記述したもの．

3.看護における基本技術／E.フィジカルアセスメント

看護におけるフィジカルアセスメントの意義

- フィジカルアセスメントとは，問診・視診・触診・打診・聴診などの身体診査によって，患者の全身の情報を収集・評価し，その評価に基づき，個々の患者に適した対応を判断することである．

- フィジカルアセスメントの目的は，医師と看護師とでは異なる．医師は患者の身体診察・診断結果の確定を目的とするが，看護師は患者の状態に対して適切な看護ケアを明らかにすること，実施した看護ケアを評価することを目的とする．

問診の基本

- 問診とは，患者に直接尋ねて情報を得ることであり，主観的情報（Sデータ）を聞き出すことができる，重要な技術である．

- 問診では，患者本人から自覚症状や既往歴，現在の内服薬，家族の既往歴，アレルギーの有無，生活歴や渡航歴などを聞き取る．

- 問診の際には，開かれた質問 (open-ended question) と閉ざされた質問 (closed question) を活用する．

● 問診の7項目

発症状況	症状が起きたとき，どのような状況で起きたか	例：おなかの痛みは突然起きましたか？徐々に起きましたか？
部位・範囲	症状が起こっている場所や範囲はどこなのか	例：おなか全体の痛みですか？それとも，おなかの特定の部位が痛みますか？
性質	症状の性質や状態はどのようなものなのか	例：おなかの痛みは鈍いですか？それとも激痛ですか？
量・程度	症状の質や程度はどれくらいなのか	例：一番痛いのを10とすると，今のおなかの痛みはどれくらいですか？
経過	いつから症状が始まり，どのように変化したのか	例：腹痛はいつから始まり，痛みはどう変化していますか？
影響する因子	症状の増悪や軽減に影響する要因はなにか	例：おなかの痛みは，食事や運動によって変化することはありますか？
随伴症状	症状に伴って，ほかの症状は出現しているか	例：おなかの痛みと一緒に，別の症状はありますか？

身体診察（視診，触診，聴診，打診）の基本

- フィジカルアセスメントにおいて，問診以外の視診，触診，聴診，打診を総じて，フィジカルイグザミネーションという．

1. 視診

- 視診とは，患者の身体を目で見て診察する方法である．身体機能に異常がないか，症状があればそのあらわれ方を診察する．

- 異常がある部分の位置や大きさ，形，色，動き，左右対称性を判断する．必要に応じて，ペンライトや内視鏡を用いる．

- 問診票の記入内容から，「どこを診るべきか」を瞬時に判断できるようになる必要がある．

- 患者が診察室に入ったときの顔色や意識状態，会話中の挙動なども注意深く観察しておく．

2. 触診

- 触診とは，患者の身体・患部を直接触って診察する方法である．異常部分の位置，大きさ，かたさ，動きなどを，触感から判断する．

- 触るときの指や，両手か片手かなど，患部や診察の目的に応じて触り方を使い分ける．

- 患者が痛みを感じていない（負担の少ない）部位や場所から触診を始める．

3. 聴診

- 聴診とは，主に聴診器を用いて患者の内部から発生する音（呼吸音・心音・血管音・腸蠕動音）を聴き取って診察する方法である．音から，臓器の状態や異常音の有無などを判断する．

- 聴診器を用いた聴診を「間接聴診法」，患部に直接耳をつけて診察する聴診を「直接聴診法」という．

- 聴診器にはさまざまな種類がある．血圧の測定や呼吸器系・消化器系の聴診など，用途により使い分ける．

● 聴診器

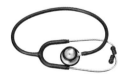

ベル面

膜面

- ベル面は低音（心音など），膜面は高音（呼吸音など）を聴診するのに適している．
- ベル面は体表に軽く当てる．強く当てると低音を減衰させてしまうため．
- 膜面はやや強く当てて体表に密着させると，膜が低音をカットしてくれる．

4.打診

- 打診とは，指先や打診器を用いて患部の表面を叩いて診察する方法である．振動により生じた音から，内部の状態を判断する．

- 打診は，主に胸部や腹部にある内部臓器の診察に用いられる．異常部分の位置や大きさ，密度を判断することができる．

- 指先での打診は，利き手ではない方の中指全体を患者の皮膚に密着させ，その指の遠位指節間関節(第一関節)あたりを，利き手の中指で軽く2回程度，素早く叩いて行う．

- 鼓音が響く場合は空気が溜まっていることが多く，濁音が響く場合は臓器・水分であることが多い．

全身の診察(全身の観察, バイタルサイン)

1.全身の観察

- 全身の観察は，患者の健康状態を明らかにすることだけでなく，健康に影響する要因・問題の早期発見，予防・回復へのケアに役立つ．

- 視診による顔色・皮膚・爪・口唇の状態や，浮腫・褥瘡の有無などのほか，日常生活動作(食事・睡眠・排泄・清潔)なども観察する．

■日常生活動作

食事	①毎日の食事量の観察 ②食欲はあるか，吐き気はないか，胃の気持ち悪さはないか ③嚥下困難はないか，むせはないか ④水分は一日にどの位とっているか(ただし，制限のある場合は制限を守っているか) ⑤全身がむくんでないか，皮膚の張りやつやはどうか ⑥口内炎，歯肉炎はあるか ⑦体重はどうか(最低でも月に一回は測定する) ⑧高年齢で残存歯が少なく義歯を使用している場合，義歯は合っているか ⑨主治医より治療食・制限食を必要と指導している場合は，指示に合わせた食事内容となっているか
排泄	①排尿に異常がないか 　尿量(一日量と一回量)，回数，色，浮遊物の有無，残尿感，排尿困難，尿失禁など ②排便に異常がないか 　便量(一回量)，回数，色，臭気，混入物(血液，不消化物)，腹部不快，残便感，便秘，下痢など
睡眠	①本人の訴えから睡眠状態を知る ②不安・心配ごと・悩み・孤独感・ストレスの有無(精神面が不安定になると睡眠にも影響がでる) ③暑さ・寒さ・温度・湿度・換気・寝具などの環境面
清潔・身だしなみ	• 身体の清潔は感染予防のために重要であるが，体調や精神状態の影響を受けることが多いため，重要な観察項目である．

2. バイタルサイン

- バイタルサインは意識レベル，体温，呼吸，脈拍，血圧の5つの項目を基本として評価する．生命徴候ともよばれる．

①意識レベル

- 意識とは，自分の状態や外界の状況をはっきりと認識し，外部に対して自己を表出できる能力をいう．「意識がある」とは覚醒状態であることを意味する．

- 覚醒状態は，脳幹網様体賦活系と視床下部に支配される．

- 自分の状態や外界の状況をはっきりと認識する認知機能には，大脳皮質の機能が関与している．

- 自分の状態や周囲の状況の把握・適切な反応のためには，刺激に対して，神経系の情報伝達による適切な感覚が生じ，その感覚入力によって適切な認知が行われることが必要である．

- 覚醒しており，自分と外界の認識が保たれている場合を意識清明という．

- 覚醒水準や知覚認識の機能が低下した状態を，意識障害という．

- 意識障害の臨床的所見には，注意集中困難，理解力低下，見当識障害，記銘力の低下，回復後の健忘などがある．

- 覚醒水準の低下の程度によって，明識困難状態，昏蒙，傾眠状態，昏眠，昏睡とよばれる．

明識困難状態 (senselessness)	• ごく軽く，意識混濁が生じている． • 正常よりもやや不活発であり，ぼんやりとしている．
昏蒙 (obtundation)	• 軽く意識混濁が生じている． • 覚醒はしているものの，精神活動は浅い眠りに近く，見当識障害が生じている．
傾眠 (somnolence)	• すぐに眠ってしまうようなウトウトした状態である．刺激があればすぐに覚醒する．
嗜眠 (lethargy)	• 放っておけば，すぐ眠ってしまう状態である． • 強く刺激しなければ覚醒しないが，覚醒している時には，目的を持った行動ができる．
昏眠 (sopor)	• 目を閉じて臥床しており失禁がみられることもある． • 強い刺激をしなければ覚醒せず，覚醒しても発語は不明瞭である．見当識障害，健忘がみられる．
昏睡 (coma)	• 重篤な意識混濁で，強い刺激をしても開眼せず，ほとんど反応がない． • 脊髄反射は認められる状態である．
遷延性意識障害 (persistent vegetative disorder)	• 一般的に「植物状態」とよばれるものである． • 脳に広範囲の損傷や断裂を受けたときに生じ，脊髄反射以外の反応がない昏睡状態になる． • 目を開けることはできるものの，意思疎通ができない．

|| 意識障害（意識混濁）の客観的な評価尺度 ||

- 意識障害（意識混濁）を客観的に評価するための尺度には，ジャパン・コーマ・スケール（JCS：Japan Coma Scale）と，グラスゴー・コーマ・スケール（GCS：Glasgow Coma Scale）がある．

ジャパン・コーマ・スケール（JCS）

- 日本で使用されている尺度で，3-3-9度方式とよばれる．

- 刺激に対する覚醒（開眼）の有無・程度などで評価する．数字が大きいほど，意識障害は重度である．

Ⅲ．刺激しても覚醒しない状態（3桁の点数）
300. 痛み刺激に反応しない（深昏睡）．
200. 痛み刺激で少し手足を動かしたり，顔をしかめる．
100. 痛み刺激にはらいのけるような動作をする．

Ⅱ．刺激すると覚醒する状態（2桁の点数）
30. 痛み刺激を加えつつ呼びかけをくり返すと，かろうじて開眼する．
20. 大声の呼びかけ，体を揺さぶることで開眼する．
10. 普通の呼びかけで容易に開眼する．

Ⅰ．刺激なしに覚醒している状態（1桁の点数）
3. 自分の名前，生年月日が言えない．
2. 見当識障害がある．
1. 大体意識清明だが，今ひとつはっきりしない．

次の記号も用いられる．

0：意識清明（数字のゼロ） R：不穏 I：失禁 A：無動無言（失外套状態）

グラスゴー・コーマ・スケール（GCS）

- 国際的な意識障害の評価方法で，開眼・言語・運動の3要素で評価する．

1. 開眼	自発的に開眼	4点
	呼びかけにより開眼	3点
	痛み刺激により開眼	2点
	開眼しない	1点
2. 言語	見当識あり	5点
	錯乱	4点
	不適当な言葉	3点
	理解できない声	2点
	発語なし	1点
3. 運動	命令にしたがう	6点
	痛み刺激部位に払いのけ動作	5点
	逃避	4点
	異常屈曲	3点
	四肢伸展	2点
	まったく動かない	1点

> 3つの項目の合計点で評価する．グラスゴー・コーマ・スケール（GCS）での3〜4点は昏睡である．

● 意識障害の原因疾患

頭蓋内圧疾患	頭蓋内の病変により，脳幹部から大脳皮質に至る重要な部分が機械的破綻を受けている状態．脳血管障害，頭部外傷，脳腫瘍，中枢神経系感染症，痙攣発作など．
頭蓋外疾患	頭蓋外の疾患により，脳の代謝過程が阻害されている状態．ショック，低酸素血症，代謝異常，中毒，高体温／低体温，ヒステリーなど．

● 除皮質硬直，除脳硬直

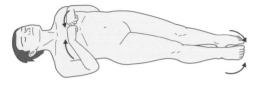

内包，大脳基底核，視床などの大脳皮質の広範な障害による．
肩関節は内転，肘関節・手関節・手指は屈曲，股関節は伸展，足関節は底屈

a. 除皮質硬直

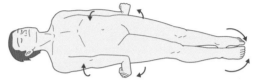

中脳から橋（脳幹）の病変による．
肩関節は内転，内旋，肘関節は伸展，前腕は回内，手関節は掌屈，手指は屈曲，股関節は伸展，足関節は底屈

b. 除脳硬直

②体温

- 体温は，体内で作られる熱エネルギーと体外の温度により変化する.

- 生体内外の温度条件は，外層部の抹消温度受容器と，核心部にある中枢温度受容器によって感受される. その情報が，**視床下部**に位置する**体温調節中枢**へと伝えられていく.

- 体温調節中枢には，放熱中枢と産熱中枢の2つがある. 放熱中枢は体温の上昇を防ぎ，産熱中枢は体温を上昇させる.

- 外気温が高いときは**発汗**や**呼吸促進**によって放熱する. 外気温が低いときは**体表の(皮膚の)血管を収縮**させて放熱を防いだり，**筋肉収縮(震え，シバリング)**によって体温を上げたりする.

● **発熱と体温曲線**

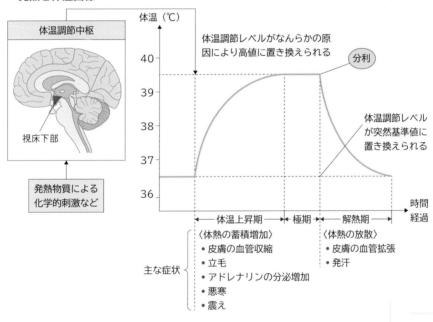

- **核心温度**が42℃になると，細胞の生化学反応では，以前の状態には戻れない不可逆的な反応が起こり，死につながる. また，45℃になると，短時間でも死の危険性が生じてしまう.

- 体温は，35℃を下回ると低体温症になり，体が激しく震え，筋肉の動きに支障が出始める. 32℃より下がると，筋肉が熱を生成しなくなり，体温は急激に下がり始める. さらに30℃を下回ると意識を失う.

- 核心温度は推定することで計測するが，実際の温度に最も近いのでは**直腸温**である. 口腔温，鼓膜温がそれに続くが，簡便のために腋窩温を測定することが多い.

● 体温の測定方法

①直腸温

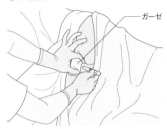

ガーゼ

②口腔温

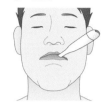

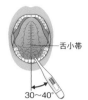

舌小帯

30〜40°

③鼓膜温

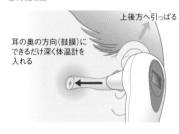

上後方へ引っぱる

耳の奥の方向（鼓膜）にできるだけ深く体温計を入れる

④腋加温

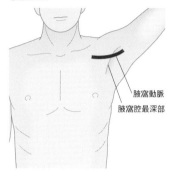

腋窩動脈
腋窩腔最深部

- 腋窩温は腋窩動脈に関与する血管温度を反映する.

- 腋窩温の測定時は，発汗の有無を確認し，発汗があればタオルなどで拭き取る．体温計を腋窩中央部に向かって前下方から斜め30 〜 40°に当て，腋をしっかり閉める.

|| 体温の正常と異常 ||

- 臨床的に発熱とは37.5℃以上の高体温を指す.

● 体温の正常

	所見	特徴
正常	腋窩温	36.8±0.34℃ （健常な日本人が，午後1〜4時に，安静時に30分間測定した平均値）
	生理的変動	• 日内変動として，夜中から明け方（午前2〜6時）早朝が最も低い. • 午後遅くから夕方（午後2〜6時）が最も高い（1℃以内）. • 排卵から月経開始までが排卵前より約0.3〜0.5℃高くなる. • 外的要因もある（運動，食事，精神的緊張など）.
	測定部位による違い	直腸温＞鼓膜温＞口腔温＞腋窩温 直腸温—鼓膜温＝0.2〜0.3℃ 直腸温—口腔温＝0.4〜0.6℃ 直腸温—腋窩温＝0.8〜0.9℃ 口腔温—腋窩温＝0.2〜0.3℃（臥床時） 　　　　　　　0.3〜0.5℃（起坐位時）

● 体温の異常

	所見	特徴
高体温	微熱	37〜38℃
	高熱	38〜39℃
	過高熱	39℃以上
低体温	軽度低体温	35〜32℃
	中等度低体温	32〜28℃
	高度低体温	28〜20℃
	超低体温	20℃以下

● 麻疹の二峰性発熱

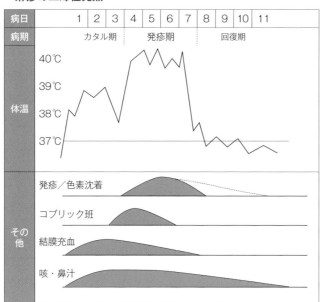

病日		1	2	3	4	5	6	7	8	9	10	11
病期		カタル期			発疹期				回復期			

● 熱型の分類

稽留熱

日差1℃以内

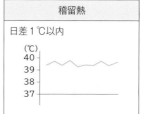

腸チフスが有名であるが，今日ではむしろ大葉性肺炎，白血病，悪性リンパ腫，髄膜炎などでみられる

弛張熱

日差1℃以上で，最低でも37℃以上

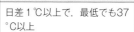

敗血症や化膿性の疾患，ウイルス性感染症，悪性腫瘍でこのような熱型を示す

間欠熱

日差1℃以上で最低が37℃以下．有熱期と無熱期を1日のうちや，日ごとにくり返す

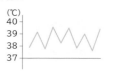

マラリアや回帰熱でこのような熱型がみられることが知られている

● 発熱の原因

発熱物質による化学的刺激	• 感染症 • 膠原病：リウマチ熱，関節リウマチ，全身性エリテマトーデス，皮膚筋炎，結節性，動脈周囲炎，汎発性硬皮症など • 悪性腫瘍，白血病，悪性リンパ腫など
体温調節中枢への機械的刺激	• 脳梗塞など • 脳内出血 • 脳腫瘍 • 脳外傷など
その他	• 脱水，熱中症 • 外部環境 • 精神的要因：ヒステリー，神経症など • 薬物（抗生物質，抗結核薬，降圧薬，麻酔薬，鎮静薬，抗甲状腺薬など）の反応

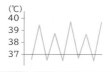

‖ 不明熱（FUO：Fever of Unknown Origin）‖

• 38.3℃以上の発熱が3週間以上続き，病院での1週間以上の入院精査をもっても，診断がつかないものをいう．

• 不明熱の原因疾患は感染症，膠原病などの炎症性疾患，悪性腫瘍などのほか，アレルギー，薬剤熱，詐熱など多数の疾患がある．

③呼吸

- 呼吸とは，代謝を営むために外界から体内に酸素を取り込み，代謝産物である二酸化炭素を体外に排出する現象であり，肺胞でガス交換を行う外呼吸と，組織でガス交換を行う内呼吸がある.

- 呼吸の調節中枢は，脳幹の橋と延髄に存在する.

- 呼吸が正常に行われているかどうかをアセスメントするために，患者の胸郭や腹部の動きを観察して，1分間の呼吸数や深さ，呼吸の型，胸郭の運動を把握する.

- 呼吸は意識下でコントロールできるため，患者に測定されていることを意識させないように，脈拍を測定しながら行うなどの工夫をする.

- 呼吸音は聴診する.

- ガス交換の状態は経皮的動脈血酸素飽和度（SpO_2）でアセスメントする
➡ファイリングノート2　pp.69-70参照

● 正常呼吸数の基準値（回／分）

新生児	乳児	幼児	学童	成人
35～40	30～35	25～30	20～25	15～20

● 呼吸数と換気量の正常・異常所見

所見	呼吸数	1回換気量（深さ）	分時換気量	発生場面
正常	15～20回／分	500mL	16回／分として8,000mL	
頻呼吸	24回以上／分	正常	増	恐怖や興奮時，発熱時など
徐呼吸	12回以下／分	正常または増	減	頭蓋内圧亢進時，睡眠薬多服用時，糖尿病性昏睡など
過呼吸	正常	増	増	精神的な動揺，神経症など
減呼吸	正常	減	減	呼吸筋の筋力低下，胸郭の動きの制限など
多呼吸	増	増	増	運動後の生理的増加，インフルエンザ高熱時，過換気症候群など
少呼吸	減	減	減	死期の近い患者など
浅促呼吸	増	減	正常または増または減	重症肺炎，肺水腫など

● 呼吸のリズム

名称	リズム
正常	
頻呼吸	
徐呼吸	
過呼吸	
減呼吸	
多呼吸	
少呼吸	
浅促呼吸	

● 呼吸のパターン

周期性呼吸	その他の異常呼吸
正常呼吸	クスマウル大呼吸
チェーン・ストークス呼吸	中枢神経性過換気
ビオー呼吸	持続性吸息呼吸
あえぎ呼吸	群発性呼吸
	失調性呼吸

● 異常呼吸の所見

	特徴	発生場面
チェーン-ストークス呼吸	• 「無呼吸→徐々に早くかつ深い呼吸←再び弱まる→無呼吸」のくり返し. • 30秒～2分の周期(無呼吸は5～30秒)	• 脳卒中,脳腫瘍,尿毒症,心不全,麻薬,睡眠薬服用時など,脳に酸素欠乏が起こっている場合や,呼吸中枢の感受性が低下している場合など.
ビオー呼吸	• 「無呼吸から突如として多呼吸に移る」のくり返し. • 間隔は不規則(無呼吸は10～30秒)	• 中脳・延髄下部の脳炎,髄膜炎,脳腫瘍,脳外傷などで頭蓋内圧亢進があるときなど.
あえぎ呼吸	• 深い吸息と早い呼息が数回続いたあと,無呼吸があり,次第に無呼吸の時間が延びて呼吸停止に至る.	• 死の間近にみられる.呼吸中枢機能の高度な衰弱など.
クスマウル大呼吸	• 規則正しい,ゆっくりとした深い呼吸が持続する.	• 代謝性アシドーシスの代謝性呼吸(糖尿病性昏睡,尿毒症など)など.
中枢神経性過換気	• 規則正しい,速くて深い呼吸が持続する.	• 中脳から橋上部の障害で起こる.
群発性呼吸	• 「数回の不規則な呼吸が連続したのち,無呼吸が続く」のくり返し.	• 橋下部から延髄上部の障害で起こる.
失調性呼吸	• 呼吸数,深さともまったく不規則な呼吸.	• 延髄下部の障害で起こる.

④脈拍

- 脈拍は，心室の収縮に伴って駆出された血液が大動脈に送り込まれるときに生じる血管内圧の変動が，末梢の動脈に伝わり触知されるものである．

- 心臓の活動は，交感神経によって促進され，副交感神経によって抑制され，正常では，脈拍数は心臓の収縮（心拍数）と一致する．

- 脈拍を測定することは，心臓の機能，交感神経や副交感神経による調節機能などの異常の早期発見につながる．

- 脈拍の測定は，橈骨動脈を用いることが多いが，浅側頭動脈，外頸動脈，上腕動脈，尺骨動脈，大腿動脈，足背動脈，膝窩動脈，後脛骨動脈などが体表から触れることができ，測定に用いられる．

● 体表から触れる動脈

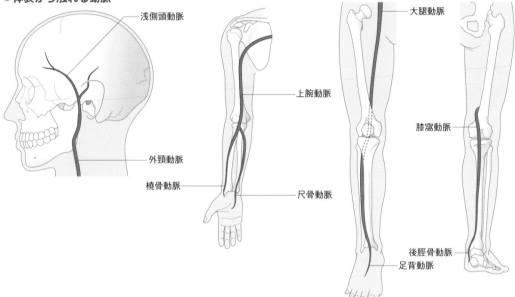

浅側頭動脈
外頸動脈
橈骨動脈
上腕動脈
尺骨動脈
大腿動脈
膝窩動脈
後脛骨動脈
足背動脈

● 脈拍測定時の注意点

- 運動，食事，排泄，入浴，喫煙などの行動は循環器系に影響を与えるため，測定される被検者は，脈拍の変動要因を極力排除し，測定前5分以上安静にする．
- 食後や入浴後は，30分以上経ってから測定したほうがよい．
- 測定者の手は暖かくしておくように心がけ，患者がリラックスできる雰囲気を作る．
- 測定者の示指，中指，環指（薬指）を揃えて動脈に軽く当てる．
- 母指は看護師自身の脈を感じることがあるため使用を避ける．
- 安楽な姿勢で正確に1分間の回数を測定する．

● **正常な脈拍と異常な脈拍**

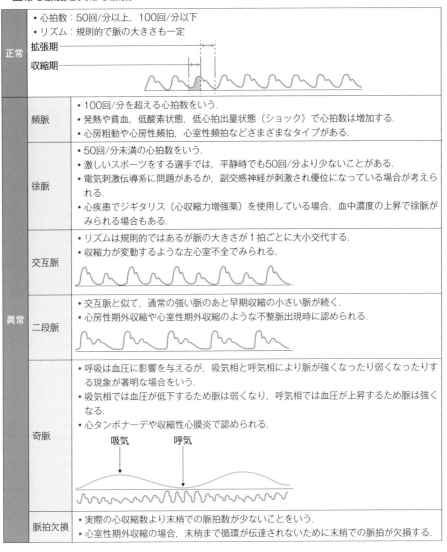

正常		・心拍数：50回/分以上，100回/分以下 ・リズム：規則的で脈の大きさも一定 拡張期 収縮期
異常	頻脈	・100回/分を超える心拍数をいう. ・発熱や貧血，低酸素状態，低心拍出量状態（ショック）で心拍数は増加する. ・心房粗動や心房性頻拍，心室性頻拍などさまざまなタイプがある.
	徐脈	・50回/分未満の心拍数をいう. ・激しいスポーツをする選手では，平静時でも50回/分より少ないことがある. ・電気刺激伝導系に問題があるか，副交感神経が刺激され優位になっている場合が考えられる. ・心疾患でジギタリス（心収縮力増強薬）を使用している場合，血中濃度の上昇で徐脈がみられる場合もある.
	交互脈	・リズムは規則的ではあるが脈の大きさが1拍ごとに大小交代する. ・収縮力が変動するような左心室不全でみられる.
	二段脈	・交互脈と似て，通常の強い脈のあと早期収縮の小さい脈が続く. ・心房性期外収縮や心室性期外収縮のような不整脈出現時に認められる.
	奇脈	・呼吸は血圧に影響を与えるが，吸気相と呼気相により脈が強くなったり弱くなったりする現象が著明な場合をいう. ・吸気相では血圧が低下するため脈は弱くなり，呼気相では血圧が上昇するため脈は強くなる. ・心タンポナーデや収縮性心膜炎で認められる. 吸気　　呼気
	脈拍欠損	・実際の心収縮数より末梢での脈拍数が少ないことをいう. ・心室性期外収縮の場合，末梢まで循環が伝達されないために末梢での脈拍が欠損する.

⑤血圧

- 血圧には動脈血圧と静脈血圧があるが，とくに断りがなければ，一般には動脈血圧を示す．

- 動脈血圧は，血液が心臓のポンプ作用により全身の動脈に送り出されるときに，動脈の血管壁に加わる圧力(血液が血管壁を内側から押す力)である．

- 血圧は，左心室から送り出される血液量(心拍出量＝1回心拍出量×心拍数)×末梢血管抵抗で示され，動脈壁の弾力性，循環血液量総量の増減，血液粘稠度の変化などに影響される．

- 心臓が収縮するときの血圧を収縮期血圧(最高血圧)，心臓が弛緩するときの血圧を拡張期血圧(最低血圧)とよび，その差を脈圧とよぶ．

- 脈圧は1回心拍出量や動脈の弾力性に影響される．

- 血圧には日内変動があり，昼に高く，夜は低くなる傾向がある．

- 至適血圧は，「収縮期血圧＜120mmHg」かつ「拡張期血圧＜80mmHg」である．

- 血圧の上昇は，血管壁を傷つけ，血栓症や出血の原因となる．

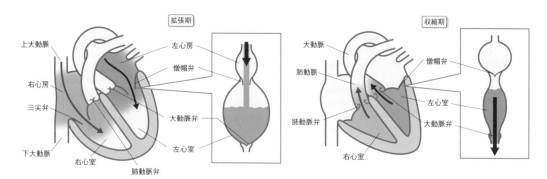

● 血圧測定時の留意点

- 血圧は脈拍と同様に運動，食事，排泄，入浴，喫煙などの行動に影響されるため，被検者(患者)は，脈拍の変動要因を極力排除し，測定前には5分以上安静にする．
- 体位によって血圧は変動するため，坐位か仰臥位で行い，測定前に一定時間その体位で安静にしている必要がある．

- 姿勢によって血圧は変わるが，蹲踞(相撲の仕切り直前などの姿勢)と立位では血圧は高くなる.

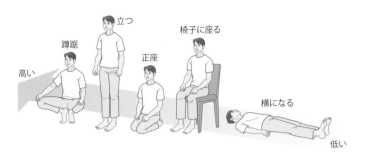

- 蹲踞のときは，膝から折った下肢が体重で圧迫されることと，不安定な姿勢を保とうと筋肉が働くことで，血圧が高くなる.

- 立位のときは，さまざまな筋肉が働いて姿勢を維持しており，筋肉が働くことで，血圧が高くなる.

- 横になる姿勢が，最も筋肉を使わない.

- マンシェットが患者に適した幅のものであることを確認する.

●マンシェットの種類

	幅 (cm)	長さ (cm)		幅 (cm)	長さ (cm)
未熟児	2.5	9	6～9歳未満	9	25
新生児～3か月	3	15	9歳以上	12	30
3か月～3歳未満	5	20	成人	13～17	24～32
3～6歳未満	7	20	大腿での測定時	20	42

＊マンシェットの幅・長さは，一般的にはゴム嚢の幅・長さをさす

- 上腕で血圧測定を行う場合は，肘関節から2～3cm上に下端が来るように置き，マンシェットのゴム嚢の中心を上腕動脈の真上に当て，指2本が入るように巻く.

- マンシェットの幅が狭いと血圧は高く測定され，広いと低く測定される. 巻き方が緩いと血圧は高く測定され，きついと血圧は低く測定される.

- マンシェットの位置が被測定者(患者)の心臓と同じ高さになるようにして測定する.

●マンシェットを当てる位置

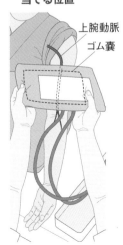

上腕動脈
ゴム嚢

●マンシェットの巻き方

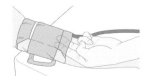

●マンシェットを巻く位置

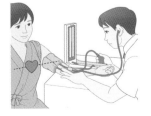

- 橈骨動脈の拍動を確認しながら加圧して，まずは触診で収縮期血圧を測り，脈が触れなくなったところから更に20mmHg加圧する.

- 減圧しながら橈骨動脈の拍動を確認し，脈が再度触れるまで，エアーをゆっくり抜く.

- マンシェットの2〜3cm下に聴診器を当て，触診で測定した血圧＋20mmHg加圧する.

- 減圧しながらコロトコフ音を確認し，聴診器を当てたまま，少しずつ減圧していく.

- コロトコフ音の聞こえ始めた値が収縮期血圧，聞こえなくなった値が拡張期血圧である.

● 聴診法による血圧測定時の血管音（コロトコフ音）の変化

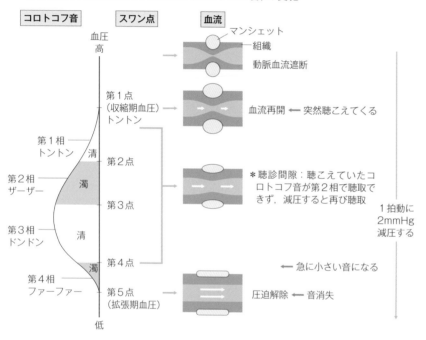

● 血圧の正常・異常所見

分類	診察室血圧 (mmHg)		家庭血圧 (mmHg)	
	収縮期血圧	拡張期血圧	収縮期血圧	拡張期血圧
正常血圧	＜120　　かつ	＜80	＜115　　かつ	＜75
正常高値血圧	120-129　　かつ	＜80	115-124　　かつ	＜75
高値血圧	130-139　かつ／または	80-89	125-134　かつ／または	75-84
Ⅰ度高血圧	140-159　かつ／または	90-99	135-144　かつ／または	85-89
Ⅱ度高血圧	160-179　かつ／または	100-109	145-159　かつ／または	90-99
Ⅲ度高血圧	≧180　かつ／または	≧110	≧160　かつ／または	≧100
（孤立性）収縮期高血圧	≧140　　かつ	＜90	≧135　　かつ	＜85

日本高血圧学会：高血圧治療ガイドライン2019．p.18，ライフサイエンス出版，2019．を参考に作成

系統別のフィジカルアセスメント

- 局所所見から身体的健康上の問題を明らかにするためには，系統別の
フィジカルアセスメントを熟知して全身の状態を観察することが重要と
なる.

1.呼吸器系のフィジカルアセスメント

- 呼吸器系のフィジカルアセスメントは，呼吸リズムや深さ，胸郭の動き，
呼吸筋や呼吸補助筋などの視診や触診で得られる情報のほかに，患者か
らの呼吸に関する主観的情報，打診，呼吸音の聴診や打診で得られる情
報，検査データなどを用いて行われる.

■ 視診によって得られる呼吸器系の情報

①安楽な呼吸か，補助呼吸筋を使用した努力性呼吸か

②呼吸の型はどうか(胸式呼吸，胸腹式呼吸，腹式呼吸)

③胸郭の動き(左右差の有無)

④呼吸リズム(規則的かどうか)

⑤呼吸の深さ

⑥呼吸数

⑦胸郭の前後径と横径の比

- 正常では1：2である.
- 1：1の場合は，慢性肺気腫などにみられる，前後径が厚くなるビヤ
樽状胸郭が考えられる.

⑧チアノーゼ・ばち状指の有無

- チアノーゼは，末梢血で還元ヘモグロビン(酸素を切り離したヘモグ
ロビン)が5g/dLを超えると出現する.
- 口唇，皮膚，粘膜，爪床の色が青〜暗紫色を呈する.
- ばち状指は，爪の付け根が肥大し，爪の先が手のひら側に曲がり，大
きくなる状態である.

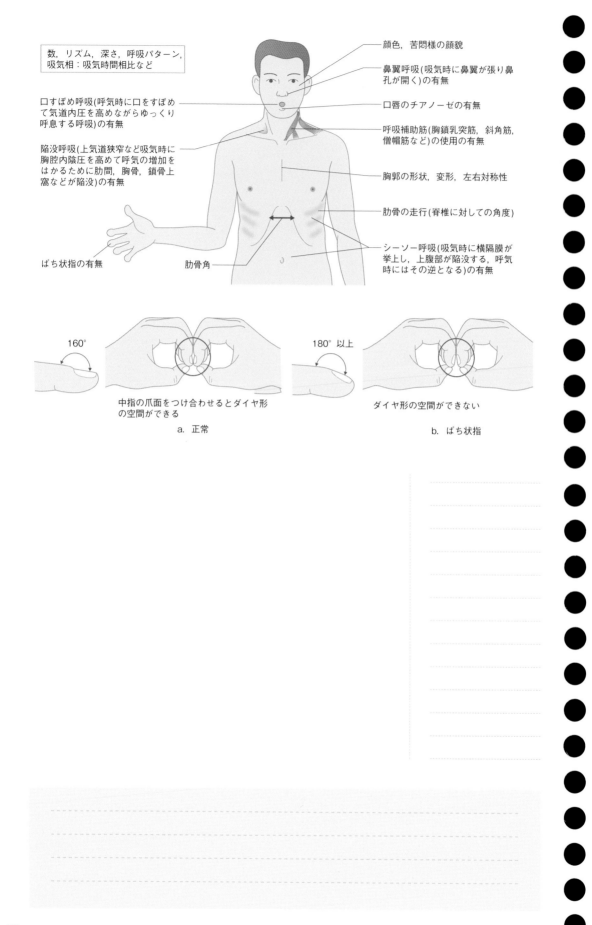

数, リズム, 深さ, 呼吸パターン, 吸気相：吸気時間相比など

顔色, 苦悶様の顔貌

鼻翼呼吸(吸気時に鼻翼が張り鼻孔が開く)の有無

口すぼめ呼吸(呼気時に口をすぼめて気道内圧を高めながらゆっくり呼息する呼吸)の有無

口唇のチアノーゼの有無

陥没呼吸(上気道狭窄など吸気時に胸腔内陰圧を高めて呼気の増加をはかるために肋間, 胸骨, 鎖骨上窩などが陥没)の有無

呼吸補助筋(胸鎖乳突筋, 斜角筋, 僧帽筋など)の使用の有無

胸郭の形状, 変形, 左右対称性

肋骨の走行(脊椎に対しての角度)

シーソー呼吸(吸気時に横隔膜が挙上し, 上腹部が陥没する, 呼気時にはその逆となる)の有無

ばち状指の有無

肋骨角

160°

中指の爪面をつけ合わせるとダイヤ形の空間ができる

a. 正常

180° 以上

ダイヤ形の空間ができない

b. ばち状指

■ 呼吸に関する主観的情報

① 呼吸困難感，息切れ

- 呼吸困難は本人にとっては辛く，生命の危機を感じさせる自覚症状であるため，軽んじずに本人の訴えを傾聴することが重要である.

- 急性の呼吸困難か，慢性の呼吸困難かを鑑別する.

突発性呼吸困難	自然気胸，胸膜炎，肺炎（大葉性），肺塞栓症，過換気症候群など
発作性呼吸困難	気管支喘息，心臓喘息 ※発作のないときは異常が発生しない
持続性呼吸困難	慢性気管支炎，慢性肺気腫

- 客観的指標として，**ヒュー・ジョーンズによる分類**がある.

I	同年齢の健康者と同様の労作ができ，歩行，階段昇降も健康者並みにできる.
II	同年齢の健康者と同様に歩行できるが，坂道・階段は健康者並みにはできない.
III	平地でも健康者並みに歩けないが，自分のペースなら1マイル（1.6km）以上歩くことができる.
IV	休み休みでなければ，50m以上歩くことができない.
V	会話・着替えにも息切れがする. 息切れのため外出できない.

② 喘鳴

- 気道の狭窄や閉塞によって生じる.

吸気性喘鳴 ストライダー （stridor）	・上気道が閉塞することにより吸気時に聞こえる喘鳴. ・「グ～，グ～」というような低い音が特徴. ・吸気性喘鳴は医学的な緊急事態である頻度が高い. 【原因疾患】 アデノイド，口蓋扁桃肥大，舌根沈下，喉頭炎，咽喉頭腫瘍，急性喉頭蓋炎，喉頭クループ，喉頭外傷，咽頭痙攣，異物（粘調な喀痰など），声帯麻痺，アナフィラキシー
呼気性喘鳴 笛音 （wheezing）	・下気道の細い気道が閉塞することにより聞こえる喘鳴. ・「ヒュー，ヒュー」というような高い雑音. ・原因としては気管支喘息や炎症などによって気道内の分泌物が貯留することが考えられる. ・聴診で聞こえるのは主に呼気だが吸気に聴かれることもある. 【原因疾患】 気管支喘息，COPD，びまん性汎細気管支炎，感染を繰り返す気管支拡張症

③ 咳嗽

乾性咳嗽	・分泌物の少ない気道の障害 ・急性気管支炎の初期，気道異物，肺炎の初期，間質性肺炎，胸膜性病変など
湿性咳嗽	・痰を伴う咳 ・気道や肺の炎症（とくに慢性炎症）

④喀痰

- 気道粘膜の刺激(タバコ, 大気感染, 塵埃, 化学物質, 感染, 炎症, 腫瘍)により, 杯細胞・気管支腺細胞の分泌が増加し, その分泌物に細菌・ウイルス・吸入塵埃・気道上皮が混入したものが喀痰(sputum)である.

- 色, 粘稠度(粘性か漿液性か), 膿性の有無を観察する.

色	黄色	ウイルス性上気道炎の治癒過程, 気管支喘息, 黄色ブドウ球菌感染
	黄色~緑色の膿性	細菌性下気道感染症を示唆(緑膿菌に特異的ではない)
	鉄さび色	肺炎球菌性肺炎を示唆(古い肺胞内出血に由来する)
	オレンジ色	クレブシエラ肺炎(ピンク色~オレンジ色でゼリー様の粘性), ニューモシスチス肺炎, レジオネラ肺炎
	茶色	回復しつつある血痰, 喫煙後, 気管支喘息・アレルギー性気管支肺アスペルギルス症による粘液栓(粘り気が非常に強く濃い痰)
	鮮赤色	血痰, 気管支拡張症, 肺結核, 結核後遺症, 肺胞出血, 肺癌
	黒赤色	肺癌などの悪性疾患
粘　性		喘息・慢性気管支炎
漿液性		肺胞上皮癌, 喘息
泡沫性		肺水腫(血性泡沫痰:ピンク色の泡だらけの痰), 肺梗塞
膿性		急性・慢性気管支炎, 肺化膿症, 肺炎, 気管支拡張症, 肺結核, びまん性汎細気管支炎

⑤喀血

- 気道や肺の病変部位の血管の破綻による出血で, 鮮紅色で弱アルカリ性, 泡沫を含む.

- 血痰の程度を超え, 1度に5mL以上の出血量がある場合に喀血と判断される.

- 消化管からの出血である吐血と鑑別する必要がある.

	喀血	吐血
出血状態	咳に伴う	嘔吐に伴う
性状	泡沫を伴う	食物残渣混入
pH	弱アルカリ性	酸性
随伴症状	胸痛, 呼吸困難など	腹痛, 嘔吐, 嘔気, 下血など

⑥胸痛

- 呼吸器疾患とその他の胸腹部疾患との鑑別のために, 痛みの部位や症状を把握する.

■触診によって得られる呼吸器系の情報

①感覚

②皮下気腫の有無

③声音伝導（声音振盪）

・声音伝導（声音振盪）は，患者に声を出してもらいながら触診して音声が胸壁を伝わって振動するのを触知し，その振動の強弱によって胸壁内部の異常を知る．

・正常では上部で強く，だんだん減弱し，横隔膜下で消失する．

・肺炎や胸膜炎などの炎症時には増強し，胸水貯留や肺気腫，気胸では減弱する．

●声音伝導音の機序

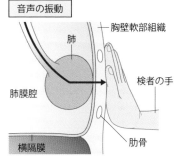
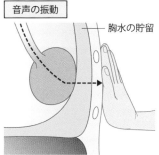

●声音伝導の審査方法と正常・異常所見

音声	種類	診査方法	正常所見	異常所見
気管支声	・気管支を伝わる声音. ・通常胸壁上で聴取.	患者に「ワン・ツー・スリー」と，一か所につき一回発声してもらう.	左右差なく，ぼんやりとして不明瞭.	明瞭に「ワン・ツー・スリー」と聴こえる.
ヤギ声	胸壁を伝わるとき，高周波の音が選択的に増幅される声音.	患者に「イー・イー・イー」と，一か所につき一回発声してもらう.	左右差なく，「イー・イー・イー」と聴こえる.	「エイ・エイ・エイ」と聴こえる.
囁音胸声	囁き声が伝わる声音.	患者に「ワン・ツー・スリー」と，一か所につき一回囁いてもらう.	左右差なく，ぼんやりとして不明瞭.	明瞭に「ワン・ツー・スリー」と聴こえる.

④胸郭拡張の有無

• 正常では吸気時に左右対称に胸郭が拡張する.

• 吸気時に両側または片側の拡張障害がみられる場合，閉塞性換気障害や肺炎などの炎症性疾患，無気肺，気胸，胸水貯留を疑う.

● 胸郭の拡張の触診方法

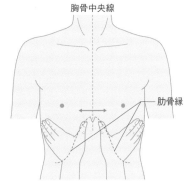

両母指を左右肋骨縁に置き，ほかの指と手掌で胸郭側面を包む

a. 前面

深吸気時の両母指の位置が，深呼気位の位置から左右に広がる．その長さを観察する．両母指のあいだに皮膚に軽くたるみをもたせると，その広がりと左右差がよくわかる

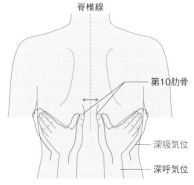

両母指を第10肋骨に置き，ほかの指と手掌で胸郭側面を包む

b. 背面

● 呼吸音の聴診

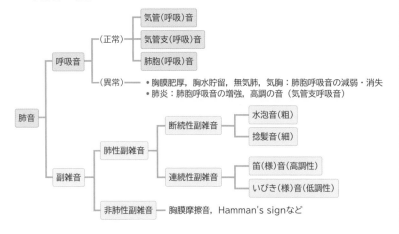

● 聴取される呼吸音の種類と聴診部位・順番(①～⑧)

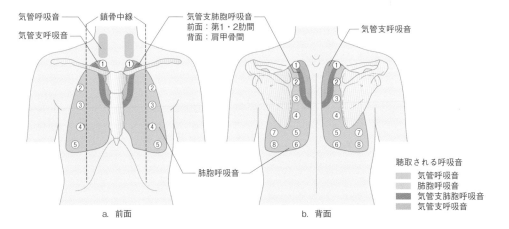

a. 前面

b. 背面

● 正常な呼吸音の種類と音の特徴

種類	接続時間	強弱	高低	聴取できる部位
肺胞呼吸音	吸気＞呼気	弱い	比較的低音	肺尖部を除く両肺の大部分
気管支肺胞呼吸音	吸気＝呼気 吸気と呼気のあいだの切れ目がはっきりしない.	中等度	中等度	前面：第1・2肋間，鎖骨上窩 背面：肩甲骨間
気管支呼吸音	吸気＜呼気 吸気と呼気のあいだの切れ目がある.	強い	比較的高音	胸骨柄
気管呼吸音	吸気＝呼気 吸気と呼気のあいだの切れ目がある.	非常に強い	比較的高音	頸部気管部

● 呼吸音の聴診ポイントと正常・異常所見

聴診ポイント		正常所見	異常所見
呼吸音の状態	①聴取部位と聴取される呼吸音との関係	• 気管部：気管（支）呼吸音 • 気管分岐部：気管支肺胞呼吸音 • 肺野全体：肺胞呼吸音	• 肺野で気管（支）呼吸音や気管支肺胞呼吸音を聴取 ➡炎症を疑う
	②呼吸音の減弱・消失の有無，左右差	• 左右対称に聴取され，減弱・消失はない	• 左右差，減弱・消失部位がある ➡無気肺，胸水貯留，気胸，血胸，肺気腫などを疑う
	③呼吸音の増強の有無，左右差	• 左右対称に聴取され，増強はない	• 左右差，増強部位がある. ➡肺炎，肺線維症などを疑う
	④呼気延長の有無	• 吸気：呼気の割合は一定であり，呼気延長はない	• 呼気が延長 ➡気管支喘息を疑う
副雑音の有無	あればその部位，種類	• 副雑音は聴取されない	• 連続性副雑音 • 断続性副雑音

⑤副雑音の有無

• 正常では聴取されない副雑音を聴取することによって病変をアセスメントする.

● 副雑音の種類と音の特徴

副雑音の種類	分泌物の種類	音の特徴		原因疾患
類鼾音 （いびき音）	多量の固い分泌物	低調な連続性副雑音	鼾に似ている音 / 主に呼気時に聴かれる	比較的太い気管支の一部に狭窄，痰などの分泌物が貯留
笛声音	少量の固い分泌物	高調な連続性副雑音	ピーピーと笛を吹くような音 / 主に呼気時に聴かれる	細い気管支の狭窄，気管支喘息，肺気腫など
捻髪音	流動性のある分泌物	細かい，高調な断続性副雑音	バリバリと髪の毛をこすり合わせる音 / 吸気時に聴かれる	うっ血性心不全・肺炎・肺水腫の初期，間質性肺炎，肺線維症など
水泡音	流動性のある分泌物	粗い，低調な断続性副雑音	ブクブク，ブツブツという音 / 吸気時に著明に聴かれる	肺水腫，うっ血性心不全，肺炎，気管支拡張症など

<検査データ>

① 動脈血ガス分析　➡ ファイリングノート2 pp.69-70参照

② 胸部X線写真　　➡ ファイリングノート2 p.75参照

③ 肺機能検査　　　➡ ファイリングノート2 pp.67-69参照

2.循環器系のフィジカルアセスメント

- 心臓と全身の血管からなる循環器系は，人間の生命維持に必要な栄養素や酸素を全身の組織に運搬し，二酸化炭素や不要な老廃物を回収してくる役割をもつため，循環器系の障害は，末梢低酸素状態を引き起こし，呼吸不全や低酸素脳症，腎不全など全身の器官に影響が生じる.

- 循環器系のフィジカルアセスメントは，脈拍測定や血圧測定などのバイタルサイン，上肢・下肢・頸部・胸部の視診・触診，心音や血流音の聴診からの情報を用いて行う.

■ 視診・触診

① 頸部

頸静脈の視診	・約10°ベッドアップして，胸鎖乳突筋と鎖骨のあいだの三角の部位をみる. ・頸静脈は右心機能を反映するため，頸静脈の怒張がみられる場合は，右心不全が示唆される.
経静脈圧の測定	・頭部挙上45°で，静脈拍動の最高点が胸骨角より4cmを超えない位置でみられるのが正常. 　4.5cm以上のレベルで静脈拍動がみられる場合は，右心内圧が異常に上昇していると考える. ・測定値に5を加えると，頸静脈圧（cmH$_2$O；正常は9cmH$_2$O以下）となる.
頸動脈の触診	・頸動脈洞を圧迫しないように，頸の下半分で頸動脈を触診し，脈拍数，リズム，左右対称性，強度，弾力性について確認する.

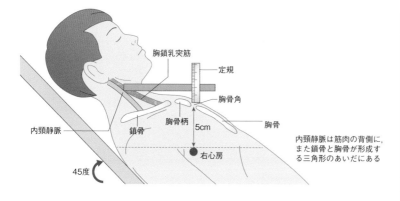

|| 頸動脈洞反射 ||

- 総頸動脈から内頸動脈が分岐し膨隆した部位（頸動脈洞）を刺激することで動脈圧が下降する反射.

- 頸動脈洞は頭部，脳へ動脈血を供給する入口にあたるため，ここが圧迫させると血流が止まり，脳虚血が起こり，失神，血圧の低下のような症状が発生する.

②上肢・下肢

- 色調変化，腫脹，発赤，潰瘍，皮膚障害の有無，皮膚温を観察することによって，血行障害の有無や程度をアセスメントする．

- 心不全があると，下肢に浮腫が生じやすいため，脛骨や足背を母指で5秒間圧迫し，皮膚に残る圧迫痕の程度をみる．

- 皮膚温は，末梢から中枢に向かって，看護師の手背を当てて確認する（手掌側は手背に比べ温度感覚が鈍いため）．

- 体表から触れる動脈を触診して左右の比較を行う．

上肢の動脈	橈骨動脈，尺骨動脈，上腕動脈
下肢の動脈	大腿動脈，膝窩動脈，足背動脈，後脛骨動脈

- 大腿静脈あるいは膝窩静脈に沿って指で押すときに圧痛が生じる場合は深部静脈血栓を疑う．

- 炎症の有無を見るため，鼠経リンパ節を触診して圧痛の有無を確認する．

③胸部

- 視診では，胸部の左右対称性や心尖拍動の位置を確認する（心尖拍動は見えない場合もある）．

- 触診では心尖拍動の位置や振動（スリル）を確認する．

- 心尖拍動は，心臓が収縮するときに心尖部が胸壁に当たって生じる拍動のことで，正常な位置は，仰臥位で正中から10cm以内であり，これより外側に心尖拍動を触れたら左室拡大がある．

●胸部の触診

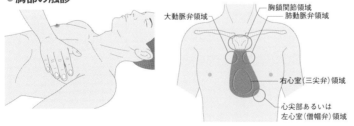

大動脈弁領域
胸鎖関節領域
肺動脈弁領域
右心室（三尖弁）領域
心尖部あるいは
左心室（僧帽弁）領域

●胸部へ触診で感知しやすい
手掌の部位

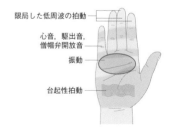

限局した低周波の拍動
心音，駆出音，僧帽弁開放音
振動
台起性拍動

- 振動（スリル）は，非常に大きな心雑音の振動が触知されるもので，心臓の弁の狭窄や閉鎖不全があることが示唆される．

2. 聴診

①心音

- 心臓の拍動に伴う弁の開閉や血流の状態の変化によって生じる振動を胸壁上から聴取するものが心音である.

- 聴診器で心音を聴くと, 1拍ごとに「ドッ・クン, ドッ・クン」と聴こえ (「ドッ」がⅠ音, 「クン」がⅡ音), 聴取する部位によってどちらが大きく聞こえるかが異なる.

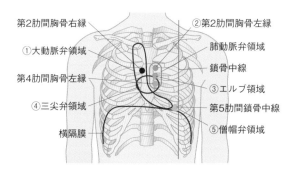

①大動脈弁領域
②第2肋間胸骨左縁
肺動脈弁領域
鎖骨中線
③エルブ領域
第5肋間鎖骨中線
⑤僧帽弁領域

第2肋間胸骨右縁
第4肋間胸骨左縁
④三尖弁領域
横隔膜

①大動脈領域 (第2肋間胸骨右縁)	大動脈弁および大動脈の音が最も強く聴診される領域
②肺動脈領域 (第2肋間胸骨左縁)	肺動脈弁および肺動脈の音が最も強く聴診される領域
③エルブ領域 (第3肋間胸骨左縁)	大動脈および肺動脈期限の音を聴取するのに都合よい領域
④三尖弁領域 (第4肋間胸骨左縁)	三尖弁および右室の音が最も強く聴診される領域
⑤僧帽弁領域 (第5肋間と左鎖骨中線の交点)	左室の直上にあり, ときには心尖部が含まれ, 僧帽弁と左室に関連した音が最も強く聴取される部位

- Ⅰ音, Ⅱ音以外の心音は過剰心音とよばれ, Ⅲ音, Ⅳ音, 房室弁開放音, 駆出音などがあり, 多くは病変がある場合に聴取される.

- Ⅲ音は, 心室が急速に充満する拡張早期に心室壁が振動することにより生じるとされ, 正常でも聴取されることがある. とくに若年者に多く, 30歳未満では半数以上に認められ, 50歳以上では聴取されないといわれている.

- Ⅳ音は心房収縮に関係した音で心房音ともよばれる. Ⅲ音, Ⅳ音は心不全の際などに高率に聴取される.

- 心室の収縮と拡張のサイクルを心周期といい, 収縮期と拡張期に分けられる.

拡張期	収縮期	拡張期
	R 等容収縮期	等容拡張期
心電図 P	Q S T U	P
心音図	Ⅰ音	ⅡA ⅡP　Ⅱ音：ⅡA, ⅡPはほぼ同時に発生し, 1つに聴こえる

- 血液が通る弁に狭窄や閉鎖不全がある場合や，心室中隔に異常がある場合には**心雑音**が発生する.

収縮期雑音	大動脈弁狭窄症，肺動脈弁狭窄症，僧帽弁閉鎖不全症，三尖弁閉鎖不全症，心室中隔欠損，僧帽弁逸脱症
拡張期雑音	大動脈弁閉鎖不全症，僧帽弁狭窄症

- 心膜摩擦音は，心膜摩擦音は高調またはひっかくような音（squeaking）で，臓側心膜と壁側心膜の間で炎症性癒着部にずれが生じることで発生する.

- 心膜摩擦音は，収縮期，拡張期と収縮期，または心房収縮により拡張後期の拡張期成分が強調される場合に聴取される.

■ ギャロップ音（奔馬調律）

- Ⅲ音性とⅣ音性のものがある

- Ⅰ～Ⅳ音がすべて聴こえると「ド・ドッ・クン・トド・ドッ・クン・ト…」と馬が走っている音のように聴こえる.

- Ⅲ音性のギャロップは血流が増加しているときに聴かれる. 血流が増加すると，心室の拡張期に心房から心室に流れ込む血流が増え，これを受けて心室の壁が振動して起こると説明されている.

- 僧帽弁閉鎖不全症（MR）や逆シャント（右-左）のある疾患（心室中隔欠損，動脈管開存症）で聴かれる.

- 若い人ではときに聴かれる. 貧血があって，血流が増えていても聴かれることがある. 加齢により血流速度が小さくなると，なくなる.

- Ⅳ音は左房が固くなった左室に対して強力に収縮するときの音で左室肥大，心筋梗塞，うっ血性心不全，高血圧などで聴かれる. 心房収縮に伴って聴取されるので，心房細動などにより心房の収縮が障害されている場合は聴取されない.

②血管音

- 被検者（患者）に息を止めてもらい，頸動脈を聴診器のベル型で聴診する.
- 何も聴こえないのが正常で，頸動脈雑音がある場合は，ない場合に比べて，心筋梗塞・心血管死のリスクが高いとされている.

3.運動器系のフィジカルアセスメント

- 筋肉と骨格からなる運動器系は，**関節可動域（ROM）** や **徒手筋力テスト**（MMT）から得た情報によって，症状や日常生活への支障の程度をアセスメントする.

■ **関節可動域（ROM）の例**

①頸部　　②肘関節　屈曲＝0 ～ 145°　　　　　　③股関節

④肩関節　上腕外転＝0 ～ 180°
　　　　　屈曲（前方挙上）＝0 ～ 180°　　⑤前腕の回内・回外

⑥足関節　内転＝0°
　　　　　伸展（後方挙上）＝0 ～ 50°
　　　　　背屈20°底屈45°

 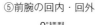 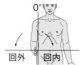 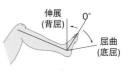

足関節の良肢位は
基本肢位と同じ0度

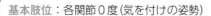

基本肢位：各関節0度（気を付けの姿勢）
良肢位　：その肢位で拘縮しても，ADLに支障が少ない関節の角度

■ 徒手筋力テスト（MMT）

- 診査者である看護師の腕で，患者の調べたい筋力の動きに反するように抵抗を加え，どれだけ抗する筋量があるかどうかを判定する.

- 左右の比較をしながら実施する.

- 下肢の診査での坐位は不安定であるため，周囲の環境を整備し，バランスを崩した時の安全への配慮を行いながら実施する.

● **徒手筋力テスト（MMT）の判定基準（6段階）**

スコア	表示法	状況
5	normal	強い抵抗を加えても完全に動かせる.
4	good	かなりの抵抗を加えても，完全に動かせる.
3	fair	抵抗を加えなければ，重力に打ち勝って完全に動かせる.
2	poor	重力を除けば完全に動かせる.
1	trace	関節は動かない，筋の収縮のみが認められる.
0	zero	筋の収縮もまったくみられない.

4.神経系のフィジカルアセスメント

- 神経系のフィジカルアセスメントは，12脳神経のそれぞれの働きを観察するもの，脊髄や小脳が関わる反射を観察するもの，表在感覚を診査するものなどがある．

①反射

- 反射には，深部反射，表在反射，自律神経反射，病的反射がある．

- 深部反射の検査では，求心性神経，脊髄内のシナプス結合，運動神経，下行性運動路を評価できる．

●反射の種類

種類	例
深部反射	膝蓋腱反射
表在反射	角膜反射，腹壁反射，足底反射
自律神経反射	膀胱反射，直腸反射，咳嗽反射
病的反射	バビンスキー反射，チャドック反射，ホフマン反射，トレムナー反射

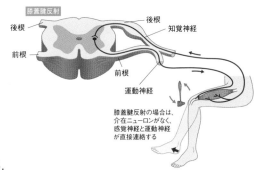

- 上位運動ニューロンの病変は，反射を亢進させる．
- 下位運動ニューロンの病変は，反射を減弱させる．

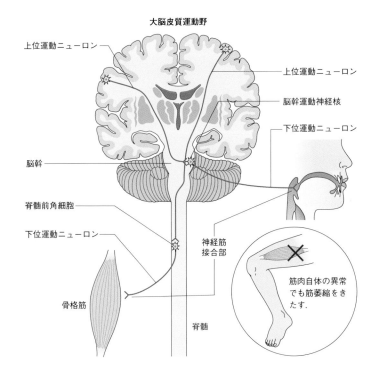

大脳皮質運動野

- 脳出血や脳梗塞などで**上位運動ニューロンの障害 (錐体路障害)** が生じると，**バレー徴候陽性**となる．

■バレー徴候

• バレー徴候の検査には上肢と下肢の2つがある.

• 上肢の検査では，手のひらを上に向け，上両肢の肘を伸ばして水平に前に伸ばした状態で両目を閉じてもらう．そのまま手を下ろさないように伝え，観察する.

• そのまま手を下ろさないように伝え，観察する．健常であれば姿勢を維持できるが，錐体路障害がある場合，腕が回内しながら下降する.

● 運動麻痺の検査

バレー徴候	【上肢】 • 閉眼して，両手を前に伸ばし，手のひらを受けに向け，指を付けてもらう．その状態を維持するよう伝える. ➡麻痺側は回内し，下降する. 【下肢】 • 腹臥位で両膝関節を90°屈曲してもらう．その状態のまま，両足が接しないように，維持するように伝える. ➡麻痺側は下降する.	
ミンガッツィーニ徴候	• 仰臥位で股関節を90°程度屈曲してもらい，下肢をベッドと水平になる状態で維持するように伝える.	

②表在感覚

• 表在感覚には，触覚，痛覚，温度覚の検査がある.

③深部感覚

• 深部感覚を検査するものには，振動覚，位置覚，ロンベルグ試験があり，運動失調の診断に用いられる.

④小脳機能

• 小脳機能の検査には，上肢の動きを診査する指鼻試験，指鼻指試験，急速返還試験などがあり，下肢の動きを診査するには膝踵試験がある.

● 指鼻試験

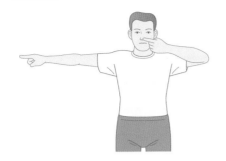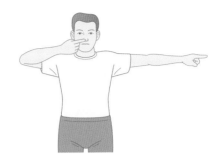

● 指鼻指試験

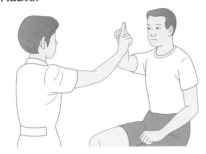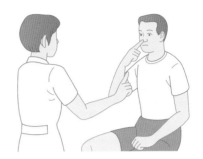

● 急速交換試験

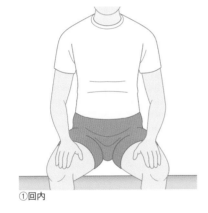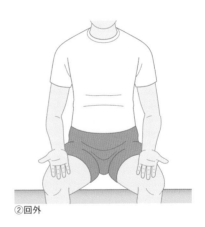

①回内　　　　　　　　　　　　　②回外

● 膝踵試験

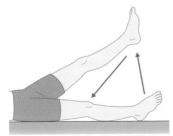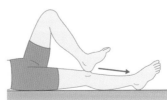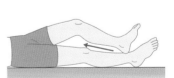

①片方の膝を高く上げ，反対側の膝の上にのせる

②踵をつけたまま脛の上をすべらせて下降させる

③再度，踵を脛の上をすべらせて膝の上にのせる

MEMO

3.看護における基本技術／F.感染防止対策

感染の成立と予防

- 感染症成立の三大要素には①感染源，②感染経路，③感受性宿主がある．

感染症成立の三大要素	感染源	感染症を引き起こす原因微生物
	感染経路	病原体が新たに感染症を起こす経路
	感受性宿主	宿主の免疫力が関与

- 感染症を予防するには，感染症成立の三大要素のつながりを断つことが必要となる．

■感染予防対策

①感染源対策

- 感染源となる病原体をもつ患者の早期発見，発病者の治療，個室隔離，定期的な清掃による清潔保持，適切な消毒など，感染源を持ち込まない・増さない対策を実施する．

②感染経路対策（最も有効である）

③宿主対策

- ワクチン接種：ワクチンの無い病原体が多い．
- 疲労や過労を避け，十分な栄養と睡眠をとって，宿主自身の免疫力を低下させない．

■ MRSA（メチシリン耐性黄色ブドウ球菌）

- 多剤耐性黄色ブドウ球菌ともいわれ，メチシリンやペニシリン系抗菌薬，セフェム系抗菌薬，アミノ配糖体系抗菌薬に強い抵抗を示す薬剤耐性菌である．

- 治療薬はバンコマイシンが有名である．

- 熱に弱く，消毒薬での死滅が可能な弱毒菌である．

- 全身の臓器で化膿性炎症を起こすほか，肺炎や髄膜炎なども起こす．

- 重症患者や高齢者など，易感染状態の患者では，感染すると治療が困難になる．

- 感染経路は接触感染が基本だが，鼻腔や咽頭にも存在するため，飛沫感染にも注意する．

- 皮膚に常在するため，医療従事者の手や医療器具などを介して汚染伝播され，院内感染の原因になる．

■ 薬剤耐性菌

- 薬剤耐性菌は，抗菌スペクトルが広い抗生物質の乱用のために，細菌に変異が生じて多くの抗菌薬(抗生剤)がきかなくなった細菌のことをいう.

- 耐性菌・多剤耐性菌としては，1970年代以降，**MRSA** (メチシリン耐性黄色ブドウ球菌)や**VRE** (バンコマイシン耐性腸球菌)，2000年代に入ってからは，**多剤耐性結核菌**などが注目されている.

標準予防策＜スタンダードプリコーション＞と感染経路別予防策

■ スタンダード・プリコーション

- 感染源となることが確認された病原体の有無に関わらず，**汗を除く全ての患者の体液(血液，唾液)，滲出液，排泄物(尿，便)，粘膜，傷のある皮膚**は，感染源となる可能性があるとみなす.

- 汗，毛髪は含まれないことに注意する.

● 感染経路別予防対策

接触感染	• MRSAなど院内感染防止に重要で，手洗い（手指衛生，手指消毒）や手袋着用で予防する.	
空気感染	• 結核，麻疹，水痘に対して重要で，特殊なマスク着用が必要. • 麻疹や風疹や水痘については抗体の有無のチェックやワクチン接種などの施行，結核の場合はツベルクリン反応による既感染のチェック，胸部X線などの施行により，医療従事者の安全管理も併せて行っていくことが必要.	
	患者配置	空調対策を備えた個室管理(陰圧個室)，排気に際し高性能フィルターの設置，適切な戸外への排気.
	マスクの着用	患者病室に入室する場合は高性能ろ過マスク(N95マスク)を着用する.
	患者の移送	必要な場合のみ制限する.
飛沫感染	• 一般的な上気道感染(いわゆる風邪)などのウイルス感染に対して重要. • 外科マスクの着用.	

手洗い，消毒，滅菌法，無菌操作

■ 手洗い（手指衛生）

• すべての医療行為の基本となり，感染防止に対して一番大きな役割を果たすのが手指衛生（手洗い，または手指消毒）である．

日常的手洗い	目的	• 汚れおよび一過性微生物の除去
	方法	• 石鹸または界面活性剤を用いて10～15秒以上洗浄する．
	必要な場面	• 通常の診察，検温や血圧測定の前後 • 配膳の前（食べ物を取り扱う前） • 排泄の後 • 手袋を外したとき • 清掃した後，または清掃用具を取り扱った後 • 食事の前
衛生学的手洗い	目的	• 一過性微生物の除去あるいは常在菌の除去，殺菌，消毒
	方法	• 抗菌性の石鹸，界面活性剤，アルコールをベースにした擦式手指消毒薬のいずれかを用いて10～15秒間以上手指をこすり洗いする．
	必要な場面	• 通常の診察，検温や血圧測定の前後 • 配膳の前（食べ物を取り扱う前） • 排泄の後 • 手袋を外したとき • 清掃した後，または清掃用具を取り扱った後 • 食事の前
手術時手洗い	目的	• 一過性微生物の除去と殺菌および常在菌を著しく減少させ，抑制効果を持続させる．
	方法	• 抗菌性石鹸或いは界面活性剤溶液を用い120秒間以上ブラシでこすり洗いするか，アルコールをベースにした消毒薬を20秒以上擦り込み手指を消毒する．
	必要な場面	• 手術前

● 擦式手指消毒の手順

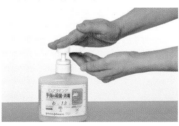

①擦式手指消毒薬を，片手に規定量（指定の用量）を目安にとる（両手にくまなく塗り広げるのに十分な量）．

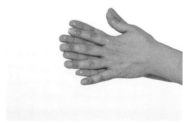

③指を交差させて指間と，左右の手背にすり込む．

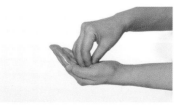

②皮膚と爪のあいだに薬液が浸透するように，指先を動かしながら薬液に浸す（反対の手も同様）．

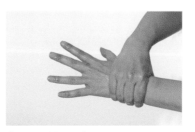

④左右の手首まで十分にすり込む．

● 手洗い消毒の手順

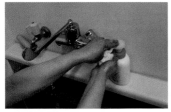

①両手を流水で濡らし（温水の使用は手荒れのリスクが増すので避ける），消毒薬配合の製剤を，片手に規定量（指定の用量）とり，よく泡立てる．

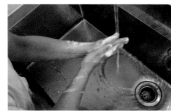

②15秒以上，手指の全表面を泡でやさしく洗う．

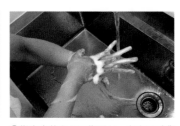

③指を交差させて指間と，左右の手背を洗う．

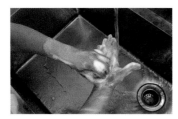

④指先を立てて，爪のあいだを念入りに擦って洗う（反対の指先も同様）．
＊その後，左右の母指をねじるように，また左右の手首を洗う．

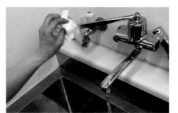

⑤ペーパータオルでやさしく押さえて水分を除き，使用したペーパータオルで蛇口を閉める．

■ 消毒，滅菌法

・感染リスクを防御するために医療器材の衛生を保つための方法には消毒と滅菌がある．

・消毒は人体に有害な微生物を選んで死滅させる方法である．

・滅菌は病原性の有無に関らず，すべての微生物を死滅させる方法である．

消毒	病原性のある病原性微生物を死滅させる．	薬液消毒，オゾン殺菌 紫外線殺菌，煮沸消毒 蒸気消毒
滅菌	すべての微生物を死滅させる．	高圧蒸気滅菌（オートクレーブ），ろ過，火炎滅菌， 乾熱滅菌，焼却，γ線滅菌，エチレンオキサイドガス滅菌， 過酸化水素ガスプラズマ滅菌など

・煮沸消毒は，沸騰しているお湯に15分浸して消毒する．通常の細菌や真菌，ウイルスは死滅するが，芽胞をもつものや耐熱性の病原性微生物には効果がない．

・オートクレーブは高圧蒸気滅菌法装置である．121℃で15分間，または134℃で3分間，高温・高圧の水蒸気で加熱する．滅菌効果は高いが，高温・高圧に耐えられる物品が対象となる．

● **リスク分類別にみた消毒と滅菌の対象と具体例**

リスク分類	対象	例	処理法
クリティカル	通常無菌の組織や血管系に挿入するもの	• 血管内カテーテル • 手術用器材　• メス・針	滅菌 高水準消毒
セミクリティカル	粘膜および損傷皮膚に接触するもの	• 人工呼吸器回路 • 麻酔関連器材 • 内視鏡　• 気管支鏡	高水準消毒
		• 口腔体温計	中・低水準消毒
ノンクリティカル	医療機器表面	モニター類	• あらかじめドレープでカバー • 清拭清掃
	患者の健常皮膚に接触する器材 粘膜に接触しない	• 血圧計のカフ • 聴診器　• 便座 • 松葉杖	低水準消毒 アルコール清拭
	ほとんど手が触れない	• 壁　• カーテン	汚染時清掃・洗浄
		床	• 定期清掃 • 汚染時清掃・洗浄
	頻回に手が触れる	• ドアノブ　• ベッド柵 • 床頭台のテーブル	1日1回以上の定期清掃・消毒

● **消毒薬の分類**

消毒薬水準分類	定義	消毒薬
高水準	大量の芽胞の場合を除いて，すべての微生物を殺滅	• 過酢酸 • グルタラール（グルタラールアルデヒド） • フタラール
中水準	芽胞以外のすべての微生物を殺滅するが，なかには殺芽胞性を示すものがある	• 次亜塩素酸ナトリウム • ポビドンヨード • クロルヘキシジングルコン酸塩・エタノール配合剤 • エタノール
低水準	結核菌などの抵抗性を有する菌および消毒薬に耐性を有する一部の菌以外の微生物を殺滅	• 両性界面活性剤 • クロルヘキシジングルコン酸塩 • オラネキシジングルコン酸塩 • 塩化ベンザルコニウム • 塩化ベンゼトニウム • アクリノール

● **主な消毒薬の抗微生物スペクトル**

	一般細菌	結核菌	真菌	芽胞	ウイルス		
					一般	HBV	HIV
エタノール	○	○	○	×	○	○	○
グランタール	○	○	○	○	○	○	○
クレゾール石けん	○	○	△	×	△	×	×
次亜塩素酸ナトリウム	○	○	○	△	○	○	○
ポビドンヨード	○	○	○	×	○	○	○
ベンザルコニウム塩化物	○	×	△	×	△	×	×
クロルヘキシジングルコン酸塩	○	×	△	×	△	×	×
両性界面活性剤	○	○	△	×	×	×	×

- 結核菌の消毒には，高水準消毒薬（グルタラール，フタラール，過酢酸）のほかに，次亜塩素酸ナトリウム，アルコール，ポビドンヨードおよび両性界面活性剤などを用いる．

- ノロウイルスの失活化には，消毒用エタノールや逆性石鹸（塩化ベンザルコニウム）はあまり効果がなく，完全に失活化する方法は，**次亜塩素酸ナトリウム**による消毒か，**加熱**である．

- B型肝炎ウイルスは比較的消毒薬抵抗性が強く，WHOは**グルタラール**と**次亜塩素酸ナトリウム**の使用を推奨しているが，アルコールやポビドンヨードにも感染性不活性化作用があり有効である．

- エイズウイルス（HIV）は消毒薬や熱に対する抵抗性が低いため，B型肝炎ウイルスに準じた処理法を行う．

■ 無菌操作
- 感染予防のために，滅菌された器材や消毒物に病原性微生物が付着しないよう取り扱うことを，**無菌操作**という．

- 滅菌物を取り扱う場合は，清潔野と不潔野を正しく理解して，無菌操作の基本を守ることが求められる．

- 手術，注射，穿刺，導尿，洗浄，吸引などの処置や，創の消毒のときに適用される．

- 鉗子や切歯を取り出すときは，先端を閉じた状態で取り出す．

- 鑷子は把持側端から1/3部分をもち，先端は水平よりも高くしない．消毒綿球を把持している場合などに先端を上に向けると，消毒液が手元に流れて汚染され，先端を下げたときにその消毒液が先端の清潔な部分を汚染するからである．

- 鑷子やハサミの入った滅菌バッグはシールされていない部分をつかんで1/3ほどはがし，中のものに手や非滅菌物が触れないようにする．

- 滅菌包みは折り返し部分をつまんで開き，包布の内側には触れない．

- 清潔野で着用する滅菌ガウンは，外側を清潔面とし，決して触れないようにする．

● 滅菌包装の開け方

①中の滅菌物に触れないように外袋を開ける

②中の滅菌物に触れないように外袋から出す

③折り返し部分をつまんで開く

④たたみ込まれている部分は鑷子を使って開く

● 滅菌パックの開け方

シールになっている部分をはがして開く（はさみで切ったり破いたりしない）

● 滅菌物の渡し方

上

渡す側
（介助者）

受け取る側
（処置者）

下

鑷子の先端が下を向くようにして持ち，渡す側の
ほうが受け取る側よりも高い位置になるようにし
て受け渡す

感染性廃棄物の取り扱い

- 感染性廃棄物は，バイオハザードマークの色で分別する．

- 感染性廃棄物は，廃棄時に直接容器に入れることが望ましい．

- 注射針，メスなどの鋭利なものは，危険防止のために，金属製，プラスチック製などで耐貫通性のある堅牢な容器を使用する．

- 梱包前の感染性廃棄物は，蓋のついたペダル式灰色プラスチック専用容器などにより，飛散や流失，職員などの手を汚染するおそれがないように扱う．

●バイオハザードマーク

黄	鋭利なもの	注射針，針付注射器，メス，アンプル・ガイドワイヤー・シース，輸血セット（針付），輸液ルート（針付），ガラス片（医療用・研究用），血液・体液・組織および病原微生物等の付着した試験管やシャーレ
橙	固形物	血液・体液で汚染された器材等，紙オムツ（感染性胃腸炎等），血液・体液が付着したシリンジ・ディスポ製品（手袋，ガーゼ等）など，輸液ルート（針なし），抗ガン剤の付着したもの（使用済容器等を含む），HIV・MRSA・多剤耐性緑膿菌などの感染症患者に使用した器材等，透析器具，手術室，ICUにおいて治療や検査等に使用された器材等，病原体の検査等に用いられた試験器具（未滅菌）
赤	液状・泥状のもの	手術などで発生する組織，血液・体液などの廃液

感染拡大の防止の対応

- 病院には，悪性腫瘍など消耗性疾患の患者や，手術等の感染リスクの高い処置を受けた患者，化学療法や臓器移植後に免疫抑制剤の投与を受けて感染防御能力が低下している患者など，さまざまな病原体の感染に対する抵抗力が低下した，いわゆる易感染性宿主が多く，感染症が発生しやすい.

- 病院内で細菌やウイルス等の病原体に曝露して生じた感染は，すべて院内感染となる.

- 一般に，入院して3日目（48時間以上）以降に発病した場合は院内感染とみなされる.

- 病院滞在中に感染したものであるため，発症は病院滞在中の場合も，退院後の場合もある.

- 院内感染に対し，入院前に病原体に曝露して感染し発病した場合を市中感染とよぶ. 市中感染は，通勤途中や人通りの多い繁華街などでの接触，病原体に汚染されていた食べ物の摂取など，通常の生活の中で起こる.

院内感染 を引き起こす 病原体	・インフルエンザ，麻疹，水痘，新型コロナウイルス感染症などのウイルス. ・サルモネラ，病原性大腸菌O-157などの食中毒菌. ・結核菌 ・レジオネラ菌 ・カンジダ，アスペルギルスなどの真菌 ・疥癬などのダニ ・薬剤耐性菌＜メチシリン耐性黄色ブドウ球菌（MRSA）＞，多剤耐性緑膿菌，バンコマイシン耐性腸球菌

- 院内感染は，人から人へ，または医療器具などを媒介にして拡がるため，院内感染の対象者には，入院患者，外来患者の別を問わず，見舞い人，訪問者，医師，看護婦，医療従事者，そのほかの職員，さらに院外関連企業の職員や実習生が含まれる．

- 院内感染には，肺炎や尿路感染，カテーテルに関連した血流感染，手術の術野感染などの種類がある．

- 多剤耐性菌は，多くの抗菌薬に耐性を獲得した菌である．黄色ブドウ球菌や腸球菌，緑膿菌，アシネトバクター，大腸菌，肺炎桿菌，エンテロバクターなどが代表である．緑膿菌は健常者には通常病原性を示さないが，生活環境中に広く常在するため抗菌薬に耐性を獲得しやすい．セフェム薬やテトラサイクリン系，マクロライド系抗生物質，β - ラクタム薬，カルバペネム系薬，アミノ配糖体系抗生物質などに耐性を獲得した，**多剤耐性緑膿菌**が問題となっている．

- 院内感染予防のために，**標準予防策（スタンダードプリコーション）**，**感染経路別予防策**を徹底し，医療者は**個人防護具（PPE）**を適切に使用する．

●個人防護具（PPE）の適切な使い方

基本的な個人防護具	キャップ，ガウン，手袋，N95マスク，フェイスシールドまたはゴーグル（目の保護）
着ける順番	・個人防護具は病室に入る前に着用する． ・「①ガウン・エプロン➡②マスク➡③ゴーグル・フェイスシールド➡④手袋」の順
外す順番	「①手袋➡ゴーグル・フェイスシールド➡③ガウン・エプロン➡④マスク」の順

- 感染性廃棄物段ボールは病室内入口に設置し，退室前にN95以外を破棄する．

■病室環境，隔離

- 病院内では，室内の圧力を制御することにより，病状に合わせた病室環境を提供する必要がある．

- 感染力の高い疥癬などの感染症の患者，結核などの排菌状態の患者は，室内を**陰圧**に保った**陰圧個室隔離**か陽圧の前室のある個室で隔離することで，外部に病原菌が出て行かないようにして汚染が拡大するのを防止する．

- 白血病や免疫不全など，免疫力が著しく低下している場合には，周囲の汚染から守るために室内を**陽圧**にした**陽圧個室隔離**が必要である．室内気圧を陽圧に保つと，室外気の室内への流入が防がれるため，外気の汚染から室内にいる患者を保護することができる．

3.看護における基本技術／G.安全管理＜セーフティマネジメント＞

医療安全の概念

- 医療安全とは，医療事故や医療過誤を防止し，訴訟などの人的トラブルを起こさないための対策と，トラブルが発生した場合の対応策に取り組み，安全な医療サービスを提供することができる状態である．医療事故は，医師や看護師などの医療従事者による患者への医療業務によって，またはそれが原因で起きる事故全般の総称である．

- 医療過誤は，医療事故のなかで，医療従事者の過失によるものを指す．

- 看護職は，1人で複数の患者を受け持ちながら，限られた時間内で多重業務を行うなど，頻繁な業務中断，慢性的な多重課題や時間切迫にさらされ，医療従事者の中でもっともヒューマンエラーによる医療事故を発生させるリスクにさらされている．

- ハインリッヒの法則によると，1つの重大な事故の背景には，29件の軽微な事故が存在し，さらにその背後には300件の負傷を伴わない事故があるとされている．

1つの重大な事故

29件の軽微な事故

300件の負傷を伴わない事故

- 看護職のインシデント・アクシデントについては，さまざまな角度から調査や分析がされている．

- ストレス状況，職場環境や経験年数などはインシデント・アクシデントをくり返し起こす要因とされる．病院で働く看護師においては，6か月間のうちに1回以上起こす看護職の割合は，6〜10割あるといわれる．とくに夜勤・交代制勤務，長時間労働による生活の乱れや疲労は，判断力，注意力，作業能力を低下させる．

■ヒューマンエラー

- ヒューマンエラーとは，人間が原因となって起こる失敗や過誤のことをいう（人為的ミス）．

- 厳密には，「すべきことをしなかった，またはすべきでないことをしたなどの人間の行為によって，意図しない結果が起こること」といえる．

- 「すべきことをしなかった」とは，本来ならやらなければならなかった行為をつい忘れたり，途中を省いたりして適切に行わなかったために失敗してしまうことで，**オミッションエラー**ともよばれる．

- 「すべきでないことをした」というのは，やったことが正しくなかったために失敗してしまうことで，選択，順序，時間，質の間違いや失敗によって起こり，**コミッションエラー**ともよばれる．

- 本人はまったく意図していないのにミスをしてしまうタイプのヒューマンエラーには，知識不足やスキル不足，不慣れなどによるミスがある．

- 本人がある程度の意図を持って行動し，その結果，ミスが起きてしまうタイプのヒューマンエラーには，定められた規則や手順があるにもかかわらず，疲労，単調な作業による集中力の低下などによってそれらを行わなかったり，別のことをしてしまってミスが起こるものや，マニュアルの形骸化による手順無視，手抜き（この程度なら問題はないと判断して行ったもの）などがある．

誤薬の予防と対策

- 誤薬は，看護事故の中で最も頻度が高い．
- 誤薬の予防のためには，誤薬を防ぐための「6R」と，カルテと処方箋で，氏名，薬物名，薬物量，目的，与薬時間，与薬方法について，3度の確認を実践する必要がある．
- 医師の指示は，口頭ではなくカルテと処方箋で確認する．
- 薬剤を準備する時は，3回確認する．①保管場所から薬物を取り出すとき，②一回分の薬物を手に取ったとき，③残りの薬物を保管場所に戻すときに確認を行う．

●誤薬を防ぐための「6R」と3度の確認

薬剤の外観	6R	3度の確認
・紛らわしい外観 ・警告表示が不備 ・ラベル表記が不適切 ・紛らわしい名称	①Right Patient（正しい患者） ②Right Drug（正しい薬） ③Right Purpose（正しい目的） ④Right Dose（正しい用量） ⑤Right Route（正しい用法） ⑥Right Time（正しい時間）	・保管場所から薬袋を取り出すとき ・薬袋から薬を取り出すとき ・薬袋を保管場所に戻すとき

水が少なすぎると，咽頭や食道に薬剤が停滞してつかえ感が残ったり，咽頭や食道粘膜を損傷したり，薬剤の吸収時間が遅れたりするので，適量で飲むように指導する．

- ラベルが不明瞭なものは，薬剤部に戻して確認する．
- 準備した者が患者本人であることを確認して与薬するが，本人の確認は，ネームバンドで行うのが最も安全である．
- 薬剤の名称が似ているものは，過去に医療事故やインシデントを招いてしまったものがある．

●名称が似ていて間違えやすい薬の例

タキソール(悪性腫瘍薬) ⇔ タキソテール(悪性腫瘍薬)
テグレトール(抗てんかん薬) ⇔ テオドール(気管支喘息治療薬)
アマリール(経口糖尿病用薬) ⇔ アルマール(β受容体遮断薬)
ウテメリン(子宮運動抑制薬) ⇔ メテナリン(子宮収縮薬)
サクシン(筋弛緩薬) ⇔ サクシゾン(ステロイドホルモン薬)
サイレース(睡眠導入剤) ⇔ セレネース(抗精神病薬)
セロクラール(抗めまい薬) ⇔ セロクエル(抗精神病薬)
マイスリー(睡眠導入薬) ⇔ マイスタン(抗てんかん薬)
シプロキサン(抗菌薬) ⇔ ジプレキサ(抗精神病薬)
ノルバデックス(抗がん薬) ⇔ ノルバスク(カルシウム拮抗薬)

転倒・転落の予防と対策

- 転倒・転落は，夜間や早朝のトイレへの移動時にベッドから転落したり，歩行中に転倒することが多い.

1.ベッド上での生活

●ベッド上での生活によって引き起こされ得る危険

①ベッド上での生活，麻痺や感覚器の障害がもたらす転倒・転落事故

②褥瘡・良肢位を保てないことによる廃用症候群

③ベッドサイドレールなどの隙間に挟まることによる傷害・障害の発生

➡危険回避のために確認すべきポイント(例)

- ナースコールは患者の手の届きやすいところにあるか.
- ベッド柵は固定されているか.
- サイドレールの隙間に頭部や足がはまり込んでしまう危険はないか.
- サイドレールの空間に足や腕が挟まり，動けなくなってしまう危険はないか.
- 転倒予防シューズの位置は大丈夫か.
- ベッドのストッパーはかかっているか.

- 転倒・転落の予防には，足元を明るくしたり，ベッドから降りるときに端坐位をとる場合に両足底が床に着くベッドの高さにしたりするとよい.

- 履物は，着脱しやすく，脱げにくく，滑りにくいものにする. スリッパは脱げやすく，滑りやすいため使用しない. 認知機能が低下している患者には，離床センサーの使用も考える必要がある.

2.トイレなどへの歩行

●歩行に起こりやすい危険

> ①薬剤の影響による歩行時の転倒
> ②ふらつきによる歩行時の転倒
> ③廊下の状態による歩行時の転倒

➡危険回避のために確認すべきポイント（例）

> • 患者に視覚障害，聴力障害はないか．
> • 患者に麻痺やしびれはないか．
> • 廊下に障害物はないか．
> • 廊下が水などで濡れていないか．
> • 手すりが途切れる場所はないか．

• トイレ歩行が心配な場合は，夜間のみポータブルトイレをベッドサイドに設置する方法もある．

• 夜間のトイレ歩行による転倒を予防するために，安易に夜間のおむつ使用を勧めることは，人間の尊厳を傷つけるため，避ける．

• 降圧薬により低血圧となっている場合や，睡眠薬，抗不安薬の使用により眠気・ふらつきがある場合にも転倒しやすいので，処方内容に加え，普段からの歩行の様子などをよく観察しておく．

• 移送・移動・体位変換に関する事故としては，看護補助者が患者をストレッチャーで搬送するときに，患者をベルトで固定していなかったため，患者が床に転落し，急性硬膜下血腫を生じた事故が報道されている．

●ストレッチャーでの移送

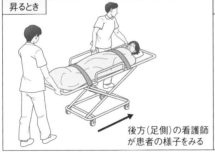
昇るとき

後方（足側）の看護師
が患者の様子をみる

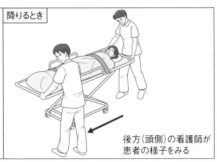
降りるとき

後方（頭側）の看護師が
患者の様子をみる

チューブ・ライントラブルの予防と対策

- 術後や緊急入院の際は，挿管チューブやドレーンなど，大切なライン類が大量に，患者に挿入される．

- チューブやラインのトラブルには，自然抜去，接続はずれ，接続間違い，ルートクランプエラーなど多様だが，患者自身による自己抜去が最も多い．

- チューブトラブルの予防のためには，医療者のみの配慮には限界があり，患者・家族へ周知，教育を行って，リスクのある患者では身体拘束（抑制）までも考慮した方法がとられるべきとされている．

■チューブ・ラインの自己抜去の予防と対策

- ライン類に手が触れないよう枕を間に挟む，ライン類を袖の中やズボンの中に通す，包帯を巻くなど，ライン類が気にならない工夫や，自己抜去をしようとしてもすぐにはできないような環境を整える．

- 術中や救急外来で使用していた末梢ラインなどは，整理をすると使用しなくてよい末梢ラインが出てくる場合があるため，不要なライン類の抜去やライン整理を徹底する．

- 抑制をされているストレスの緩和への看護も同時に行い，同一体位による苦痛がないように良肢位の保持や体位変換，マッサージや必要時には鎮痛薬や鎮静薬を医師の指示のもと，調整していく．

- 抑制をするときは確実に行い，「しないときは目を離さない」を徹底する．

- せん妄予防への看護も重要である．

針刺しの予防と対策

- 針刺し事故によって感染するのは，血液感染するB型肝炎ウイルス，C型肝炎ウイルス，HIVウイルスなどである．

- 針刺し事故対策で重要なことは，血液が付着した針に触れないことである．

- 使用済みの針はリキャップせず，針捨て専用容器を足元に準備し，針を持ちかえたりせず，その場ですぐに廃棄することを徹底する．

- スタッフ間で定期的にシミュレーションを行い，手順の統一を図って対策マニュアルを作成する．

- 事故の当事者だけでなく，スタッフ全員への研修を行う．

- 誤って汚染された針を刺した場合には，直ちに針刺し部位から血液を絞り出し，流水で十分に洗ってポビドンヨードやアルコールなどで消毒する．

●安全な廃棄物容器の設置位置

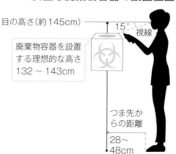

目の高さ（約145cm）　15°　視線

廃棄物容器を設置する理想的な高さ　132～143cm

つま先からの距離　28～48cm

3. 看護における基本技術／H. 安楽の確保

安楽の概念

- 安楽は，安全とともに人間の基本的欲求である．安楽は，不安や不快などの苦痛がなく，健康，安寧，満足，充実の感覚や状態であり，人間らしい生活を送ることができている状態である．

- 米国の看護理論家であるコルカバは，コンフォート理論において，安楽を「緩和，安心，超越に対するニードが，経験の4つのコンテクスト(身体的，精神的，社会的，環境的)において満たされることによって，自分が強化されているという即時的な体験である」と定義している．

緩　和	具体的な安楽のニードが満たされた状態.
安　心	平静もしくは満足した状態.
身体的安楽	痛みや煩わしい自覚症状などがない状態.
精神的安楽	穏やかで落ち着いた気持ちでいることができ，周囲の人々との間に安定した相互作用をもたらすような状態.
社会的安楽	自分の社会的役割の遂行状況に対して，自分にも家族やその他の周囲の人々にも不満や苦痛のない状態など.
環境的安楽	快適な室温や正常な空気，適度な明るさや静かさ，くつろぎをもたらすような物理的環境が整っていること.

ボディメカニクスの原理と看護実践への活用

■ ボディメカニクスの原理

- **重心は低くする**．ひざを軽く曲げ，重心を低くする事で，介護者の体のバランスが安定する．

- 両足で囲まれた面積を**支持基底面積**という．この面積が狭すぎると，腰や体に負担が大きくかかるため，左右の足を前後に出して肩幅に開いて基底面積を広くする．

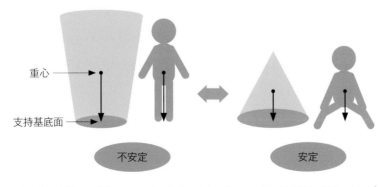

重心
支持基底面
不安定　　　安定

- 重心線が支持基底面積の内側を通るようにすると，安定性を保つことができる．

- 背中を曲げると，重心のかかりやすい**第4～5腰椎間**に負担がかかり，腰痛の原因となり，椎間板ヘルニアの誘因ともなる．腕の筋力だけに頼らず，膝の屈伸筋（**大腿四頭筋，ハムストリングス**）や**背筋**など，大きな筋肉を使う．

- 支点（支えとなる部分）・力点（力を加える部分）・作用点（加えた力が働く部分）の関係を頭に入れて介助すると，少ない力で大きな効果が得られる．

- 「作用があれば必ず反作用があり，作用と反作用は一直線上にあって大きさが等しく方向が反対である」という**作用・反作用**を利用する．

●作用・反作用

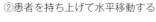

①患者を手前に引く

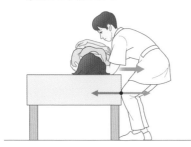

②患者を持ち上げて水平移動する

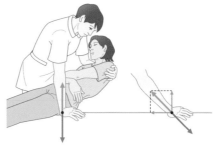

■力の分解

- 2人で物体を持ち上げるときは，「2人の力の大きさ」と「角度」を等しくし，「角度は大きく」することが上向きに大きな合力を得られるため，無駄な力が少なくて済む．

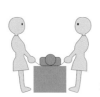

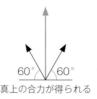

60°　60°
真上の合力が得られる

1. ボディメカニクスの看護実践への活用

■ ベッドから車椅子への移乗

①車椅子を患者の斜め前方約30 〜 45°の位置に置き，ブレーキをかける．

②患者をベッドに端坐位にする．

③患者と向かい合い，車椅子から遠い方の足を患者の足の間に入れ，車椅子から近い方の足を後ろに引いて立つ．このとき，両足は肩幅に広げ，足を前後に開いた状態になる．

④両膝を曲げ，患者の骨盤部を手前に引きよせて腕を看護師の肩か腰に回してもらい，看護師にもたれかかるように重心を移動させる．

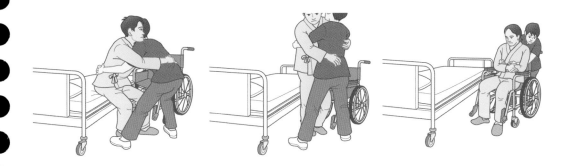

■ 体位変換

・体位変換に，てこの原理やトルクの原理を用いる．

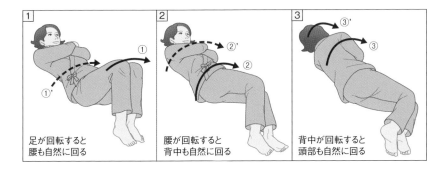

1	2	3
足が回転すると腰も自然に回る	腰が回転すると背中も自然に回る	背中が回転すると頭部も自然に回る

‖ トルクの原理 ‖

・トルクの原理は，従来から使用されている「てこの原理」を応用したものである．

・トルクは回転を意味する．

・回転させるための「固定点」と力を加える点である「着力点」，固定点と着力点の間の距離が「腕の長さ」という．

> トルクの大きさ＝腕の長さ×腕に垂直な力

安楽な姿勢・体位の保持

1.安楽な姿勢・体位

- 安楽な姿勢・体位を保つことは，人間の基本的ニードであり，看護の受容な援助の1つである.

- どんなに安楽な姿勢・体位でも，長時間同じ姿勢を続けるとさまざまな弊害や苦痛が生じるため，看護師には患者の疲労や苦痛を敏感に感じ取ること，苦痛の表現を助けること，**体位変換**や**マッサージ**などによって安楽を促進することが求められる.

- 基本は**良肢位**が保たれていることであり，クッションなどでベッドと身体の隙間を埋めて安定させ，かつ，運動を妨げず，本人が安楽であると感じる姿勢・体位がよい.

a. 仰臥位 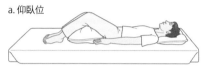　　　　b. 側臥位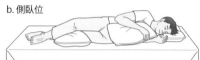

c. 半坐位（ファウラー位）
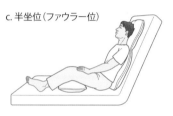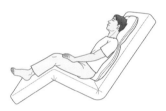

● **安楽な姿勢・体位の条件**

①身体内臓器が圧迫されない.
②脊柱の**生理的彎曲**が保たれている.
③身体の各部分のバランスがとれている.
④基底面に平均した圧がかかっている.
⑤身体各部の**筋肉**が**弛緩**している.
⑥違和感がない.

● **長時間同一体位を保持することによる弊害・苦痛**

①長時間にわたる同一部位への圧迫による循環障害
②同一体位の維持による疲労と苦痛
③同一体位によって固定される変化のない環境にいることの苦痛

2. 姿勢による腰部への負担

- スウェーデンの整形外科医であるナッケムソンが，第3腰椎・第4腰椎間の椎間板に直接電極を挿入して内圧を計測した結果を，脊柱直立位を100として比較している．

- 脊柱を直立した立位を1とすると，前傾した立位では2～3倍（220ほど），前屈した坐位では1.9倍，脊柱を直立した坐位でも1.4倍の内圧がかかるとされている．

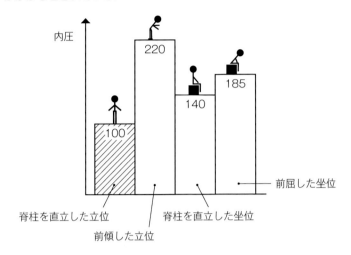

内圧

220
185
140
100

脊柱を直立した立位
前傾した立位
脊柱を直立した坐位
前屈した坐位

3. 腰に負担をかけにくい姿勢と動作

物を持ち上げるときの姿勢	立ち仕事をするときの姿勢	物を持って立つときの姿勢
・物にできるだけ近づき，片膝をつき，腰を落とす． ・背すじを伸ばしたまま立ち上がり，足の力で物を持ち上げる．	長時間立ち仕事をする場合には，10cm程度の高さの踏み台を用意し，片足ずつ交互に乗せ替える．	背筋を伸ばし，物を体に近づけて持つ．

4. 仰向けに寝ている場合

- ひざの下に枕やクッション，毛布を入れて，軽く曲げる．
- 両膝の間を5～7cmくらいあけると，大腿部の筋肉の緊張をやわらげることができる．
- 尖足を予防するために，足底を足底版などで0°に保つようにする．
- 両上肢の下に枕などを置いて軽く持ち上げ，良肢位を保つと，肩や腕のだるさが軽減する．

5. 横向きの場合

- 背中に枕や毛布を当ててからだを支え，寄りかからせる．
- ひざを軽く曲げ，両ひざの間に小さめのクッションを入れる．

6. 上半身を高くした場合

- ベッドの頭の部分を上げたり，バックレストを置き上半身を寄りかからせる．

安楽を提供するためのケア

- 安楽を提供するためには，安楽な姿勢・体位の保持への援助のほか，疲労や苦痛を軽減し，心地よいと感じられるような援助を行う．
- 看護師が傍にいて，傾聴することも患者の不安を軽減し，安楽につながる．
- 罨法は，血液循環を変化させて消炎・鎮痛などの効果をする方法であり，治療法の１つでもあるが，患者を安楽にする看護技術でもある．

■ 湿性罨法と乾性罨法

- 湿性の方が熱伝導率がよいため，皮膚温との差をより強く感じる．

		温罨法	冷罨法
湿性		温湿布，温パップ，蒸しタオル，ホットパックなど	冷湿布・冷パップなど
乾性		湯たんぽ，アンカ，カイロ，電気毛布，熱気浴など	氷枕・氷嚢・氷頸・CMC製品など

	温罨法	冷罨法
適応	• 急性期を脱した炎症や慢性期の炎症で炎症徴候がない． • 悪寒戦慄がある．	• 急性期の炎症症状や刺激症状が強く圧痛や発熱がある． • 出血傾向が強い場合
類種	• 湯たんぽ，カイロ，電気毛布など	• 高熱時
効果	• 局所の血管が拡張し，血液やリンパ液の循環が改善して，代謝の促進やうっ滞の除去が生じる．	• 血管が収縮し，血液・リンパ液の循環や代謝が低下．細菌の増殖や急性炎症を抑制する． • 止血や分泌の抑制

※どちらを採用しても効果が同じで患者の気分やニーズによる場合は，患者が望む方法を選択する．

● 罨法の禁忌

温罨法の禁忌	• 末梢の血流障害がある場合，酸素需要が増大し，虚血を起こす． • 悪性腫瘍がある場合，血流が増加し腫瘍が増大する． • 活動性の炎症（感染症，痛風発作など）がある場合，悪化する． • 糖尿病などによる知覚障害の場合，低温熱傷を起こすことがある． ※皮膚感覚の分布では，冷点の方が温点より密度が高くなっている．大腿部と胸部は特に温熱刺激に対して鈍感なので，温罨法の際には注意する．
冷罨法の禁忌	• レイノーがある場合，虚血を起こす． • 神経痛がある場合，悪化することがある． ※寒冷刺激によっておこる身体反応として，血管収縮と血流減少，組織代謝の低下がみられる．

安楽を保つための療養環境の調整

- 安楽を保つためには，リラックスできるような療育環境を調整する必要がある．
- 気温，室温，湿度，照明の照度を適切に保ち，臭気や騒音がない環境を整える．
- 寝衣や寝具が適切であるかどうかを確認することも必要である．
- ベッドが窓に近い場合は，日差しが直接顔面にかからないように，日中複数回確認する．

3.診療に伴う看護技術／I.終末期のケア

終末期の患者のケア

- 終末期(ターミナル期)は，厳密な定義は存在しないが，次の3つを満たす状態とされる.

> ①複数の医師が客観的な情報をもとに治療により病気の回復が期待できないと判断すること.
> ②患者が意識や判断力を失った場合を除き，患者・家族・医師・看護師等の関係者が納得すること.
> ③患者・家族・医師・看護師等の関係者が死を予測し，対応を考えること.

- 終末期(ターミナル期)は，これまでの文献や資料を鑑みると，おおよそ余命3か月以内を指すことが多い.

●終末期に患者に対して行われるケア

終末期医療	・治療により病気の回復が困難な場合に，延命治療を行わず，その人らしい最期を迎える医療.
ターミナルケア	・患者が治療をやめる決断をした場合に，延命ではなく，死を目前にした当人の身体的・精神的苦痛を和らげ，QOL(Quality of Life: 生活の質)を向上させるために行われるケア.
緩和ケア（パリアティブケア）	・厚生労働省は，「緩和ケアとは，病気に伴う心と体の痛みを和らげること」と定義している. ・投薬により苦痛を緩和してQOLの改善を図るものである. ・ターミナルケアの要素に加え，治療も並行して進めていく点に違いがある. ・がん患者の場合は末期だけではなく，がんと診断された時点から，その治療と同時に行われる.
看取り	・無理な延命治療などは行わず，自然に最期を迎えるまでの過程を見守ること. ・心と体のケアをして苦痛を緩和させつつ，人の尊厳を守ったまま日常の支援を行う.
ホスピスケア	・1967年にロンドンに創設された施設を発祥の地とする. ・終末期の患者やその家族の苦痛を取り除くための施設で行われるケア. ・病院の緩和ケア病棟でのケアもホスピスケアといえる.
エンドオブライフケア	・命の終わりに，病気ではなく，人生に視点を置いて，最期までその人らしく生きるために支援するケア. ・緩和ケアが，がん患者などを対象としてきた歴史があるのに対し，診断名や健康状態，年齢を問わない.

■ パリアティブケア（緩和ケア）

- 主に末期がん患者などに対して行われる医療のことで，治癒や延命ではなく，痛みをはじめとした身体的，精神的な苦痛の除去を目的としたトータルケアを指す．

- 終末期にある患者が感じる苦痛には，**身体的苦痛**，**精神的苦痛**，**社会的苦痛**，**霊的苦痛（スピリチュアルペイン）**があり，それらが影響して生じる**全人的苦痛（トータルペイン）**を考えていかなければならない．

● **終末期の患者の苦痛**

身体的苦痛	• 痛み，全身倦怠感，食欲不振，便秘，不眠，呼吸困難，悪心，嘔吐，嚥下困難，吃逆などの身体症状による苦痛． • 耐え難い身体的苦痛は，人間としての尊厳性を奪い，周囲の人たちとの関わりを困難にする．
精神的苦痛	• 不安，いらだち，孤独感，うつ状態，怒りなどを感じること． • 身体的苦痛が十分に緩和されない場合や，療養が長期になってしまった場合に，生活環境，地位，役割，愛情の対象，自分の身体などに対する喪失体験が積み重なり，深い精神的苦痛が生じる．
社会的苦痛	• 入院に伴う医療費や家族の生活費などの経済的な問題や，家族，親族，仕事などの人間関係に悩むこと．
霊的苦痛	• spiritual pain の日本語訳で，実存的苦痛，あるいは自己存在への苦悩と言いかえられる． • 死と直面することで人間が感じる，生きる意味や人生の苦難，死後の世界，真の愛や希望についての問いかけや，死の恐怖，罪責感などが挙げられる．

- パリアティブケアとは，治癒を目的とした治療に反応しなくなった疾患をもつ患者に対して行われる積極的かつ全体的な医療ケアであり，痛みのコントロール，心理的な苦痛，社会的な問題，スピリチュアルな問題の解決が最も重要な課題となる．

- パリアティブケアの最終目標は，患者とその家族にとってできる限り良好な生活の質（QOL：quality of life）を実現させることである．

- パリアティブケアは末期だけでなく，がんと診断された直後の早期の患者に対してもがん病変の治療と同時に適用すべき多くのメリットがある．

終末期の家族のケア

- 患者の死期が近づいているときには，覚悟はしていても家族にとってかけがえのない人の死は受け入れ難く，家族は激しく動揺する.

- 終末期の患者の家族が患者の死期が近いことを受け入れがたい状態である場合には，家族の気持ちを受容するために傾聴し，その辛さに共感した言葉をかける.

- 家族が患者の死を受容できるように，家族に対して死に向かう経過や死の徴候について説明する必要がある. 大切な家族の死を受容できてこそ，「最期にしてあげたいこと」や「亡くなった後の準備」などを考えることができる.

- どんなに十分に患者に関わっているように見えても，家族は，死に向かう患者の役に立てていないのではないかと無力感や罪悪感を抱くことや，自分の存在価値に疑問を感じて自己肯定感が低くなっていることがある. 家族が十分にケアできたと感じられるように，希望があれば一緒にケアを行う.

- 反応がなくても聴覚は最後まで残っているといわれているため，家族が語りかけたいだけ患者に語りかけ，手を握るなど身体に触れてよいと伝え，十分に感情を表出させるよう支援する.

- デーケンは，デス・エデュケーション（死の準備教育）の4つのレベルについて述べ，15の目標を掲げ，悲嘆のプロセスについて述べている.

● デス・エデュケーション（死の準備教育）の4つのレベル

知識のレベル	・死に関わりのある多様なテーマを学ぶ. ➡死のプロセス，悲嘆，告知，安楽死，尊厳死，自殺，死生観など
価値観のレベル	一人ひとりが自分の価値観の見直しと再評価を行い，生と死にまつわる，より確固とした価値観を身につけなければならない.
感情のレベル	恐怖や不安といった感情，死を考えることを避けようとする気持ち，死を直視することを避けようとする否定的な感情を自覚して，生と死の問題に対する自らの感情を認識しなければならない.
技術のレベル	死にゆく患者といかに関わるかの技術を学ぶことが大切である.

●デス・エデュケーション（死の準備教育）の15の目標

1. 死に行く患者の意識の変化や，患者が抱える問題を深く理解する．
2. 自分自身の死を準備する．
3. 人の死から受けた悲嘆のプロセスを学ぶ．
4. 死の恐怖を和らげ，無用の心理的負担を取り除く．
5. 死にまつわるタブーを取り除く．
6. 自殺の予防を行う．
7. 末期患者の知る権利や，告知についての認識をもつ．
8. 安楽死などの倫理的な問題についての認識をもつ
9. 脳死や献体など，死にまつわる医学知識をもつ．
10. 葬儀の役割についての理解を深める．
11. 時間の貴重さを発見する．
12. 死の文学，美術を学ぶ．
13. 死の哲学の探究．
14. 宗教におけるさまざまな死の解釈を探る．
15. 死後の世界について積極的に考える．

●死の徴候

バイタルサインの変化	呼吸	チェーン・ストークス呼吸，下顎呼吸 血中酸素飽和度の測定不能
	循環	動脈触知不能，四肢チアノーゼの出現
	血圧	血圧低下，血圧測定不能
	意識	意識レベル低下，傾眠傾向，せん妄の出現
乏尿・無尿		・意識レベルの低下に伴う嚥下機能の低下によって，経口摂取ができない状態になるために尿量が減少． ・心機能・腎機能の低下によって腎虚血状態となり，尿がつくられない．
死前喘鳴		・気道内分泌物の貯留によって呼吸時に「ゴロゴロ」「ゼイゼイ」といった音が聞かれるもの． ・昏睡または意識が混濁していることが多いため，本人は苦痛を感じていないと考えられている．

- 死の直前には輸液を投与していても，体内に貯留してしまい，腹水や胸水の増加，全身の浮腫を招き，さらに苦痛が増強してしまうという事態が起こる．

- 死前喘鳴に対しては，家族が「痰が詰まって苦しいのではないか」と心配することが多いが，原因は痰ではないため，吸引しても改善されず，苦痛が生じてしまうことがある．基本的には見守ることがケアになるが，気道内分泌物が多量であるときは，輸液の中止と抗コリン薬の慎重投与で痰の分泌抑制を図る場合もある．

● デーケンの悲嘆のプロセス(grief prosess)

①精神的打撃と麻痺状態

②否認

③パニック

④怒りと不当感

⑤敵意とうらみ

⑥罪責感

⑦空想形成ないし幻想

⑧孤独感と抑うつ

⑨精神的混乱と無関心

⑩あきらめと受容

⑪新しい希望(ユーモアと笑いの再発見)

⑫立ち直りの段階(新しいアイデンティティの誕生)

死亡後のケア

- 患者の死の場面では，後に残される家族への精神的なケアを行わなければならない.

- 死者に対して配慮ある死後の処置とともに，家族が安心して十分に悲しみ，見送ることができるような援助が必要である.

■ 死後の処置を行うときの注意点

1.死後の処置の目的と注意点

- 死による変化を目立たせず，その人らしい姿で近親者と別れのときを過ごせるように，外観を整える.

- ご遺体からの感染の可能性を未然に防ぐ.

● ご遺体の変化

腐敗：6時間〜 乾燥：3時間〜 臭気：死後増強	
その他の変化	• 褥瘡部の変化：12時間〜 • 蜂窩織炎による変化：12時間〜 • 蒼白化：30分〜 • 死斑：1時間〜 • 顔のうっ血：3時間〜 • 顔の扁平化：死後直後〜 • 皮下出血：1時間〜 • 筋の弛緩・硬直：1時間〜 　• 下あご(1〜3時間) 　• 全身(3〜6時間)

2.医療器具抜去及び抜去後の処置

点滴静脈注射ライン	・注射針抜去後，血液を絞り出した後に防水性のドレッシング材を貼る．
気管内挿管	・気管内チューブを抜去後，十分吸引して高分子吸収剤，または，青梅綿・ガーゼを詰め気管切開部を縫合する． ・切開痕周囲の壊死等により縫合が不可能な場合は，ガーゼを用いて圧迫固定して防水性のドレッシング材を貼る．
ドレーン類	・抜去後に十分吸引した後，高分子吸収剤，または，青梅綿・ガーゼを詰めて縫合する．

①創傷処置

・身体に挿入されたチューブ類や装着されたモニターなどはすべて取り外す．

注射針痕	・圧迫固定ガーゼを当て防水性のドレッシング材を貼るか，ガーゼを用いて圧迫固定を行う．
褥瘡	・湿性の体液及び膿のある創傷部は，十分なガーゼを当て，防水性のドレッシング材を貼る． ・広域に及ぶ深い褥瘡の場合，次亜塩素酸ナトリウム液0.5％を用いて体液・膿等を除去し，ガーゼ等で水分を十分取り除いてガーゼを詰め，防水シートや紙おむつを使用する．
ストーマ	・人工肛門，尿管皮膚瘻には専用のパウチを装着する．

●注射針痕の処置

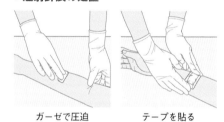

ガーゼで圧迫　　　テープを貼る

●褥瘡の処置

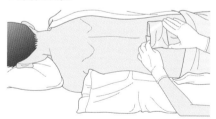

ガーゼをあて，防水性のドレッシング材を貼る

②胃内容物・排泄物の処理

胃内容物	・患者を側臥位にして口もとに膿盆を置き, 上腹部を圧迫する.
排泄物	・腹部を圧迫して尿と便を押し出し, 搬送時の振動を考慮して, 紙おむつを当てる（肛門が弛緩して汚物が流れ出てくる可能性があるため, 確実に排泄させておく）. ・排出後, 排泄物が付着している場合は, 次亜塩素酸ナトリウム液0.1%で清拭する.

③鼻, 口, 耳, 肛門, 腟など腔部への詰め物

・体内の分泌物が漏れ出るのを防ぐため, すべての孔・腔に詰め物をする

鼻腔・口腔	・顔と顔側面に防水シートを当て体位を側臥位にして血液・体液を排出した後, 体位を戻し脱脂綿を用いて鼻腔・口腔内に残留する血液・体液を取り除いてから高分子吸収剤と脱脂綿を詰める. ・出血や全身性浮腫がある場合は顆粒又は粉末状の高分子吸収剤を挿入する.
その他の腔部	・高分子吸収剤がない場合, 青梅綿と脱脂綿を使用する. ・最初に水分を吸収する脱脂綿を詰め, 次に脱脂していない青梅綿を詰める.

④口腔ケア・清拭

口腔ケア	・腐敗抑制や口臭除去のため, 次亜塩素酸ナトリウム液0.5%を用いて口腔の消毒を行う. ・口腔にガーゼを入れ十分な量の消毒剤で口腔を満たす. ・舌, 歯, 歯茎, 口蓋, 口腔粘膜などを先に入れたガーゼを用いて洗浄消毒する. ・ガーゼを用いて口腔内の汚れと汚染した消毒剤や水分を取り除く（次亜塩素酸ナトリウムの臭気は, 40分ほどで消失する）.
洗髪	・終末期には洗髪ができない状態であったことが多く, 頭髪や頭部が汚れていることが多いため, ケリーパッドなどを使用して洗髪を行う.
全身清拭	・通常は微温湯（30〜40℃）で清拭する. ・感染症疾患である場合, 目視で湿性の血液・体液・排泄物等が付着している場合には, 次亜塩素酸ナトリウム液0.1%で消毒後, 微温湯で清拭する.

●ガーゼでの口腔ケア

ガーゼで口腔内を
洗浄消毒する

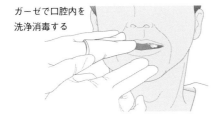

| 次亜塩素酸ナトリウム |

・次亜塩素酸ナトリウムは, すべての微生物に抗微生物効果があり, 有機物と反応すると食塩（NaCl）に変化し無害化する. 環境に対しても問題のない消毒剤である.

⑤身支度

寝衣	・Ｔ字帯をあて衣類を着せる. ・和服の場合は襟を左前にし，紐は縦結びにする.
整髪	・櫛を入れ，髪を整える. ・男性はひげを剃り，女性は化粧をする.
整容	・唇は閉じ，枕は高くして開口を防ぐ. ・顎部がかみ合わない場合は頭頂部から顎を包帯で硬直するまで巻いておく. ・口を閉じるために包帯で顎を固定すると，顔が腫れることに注意する. ・眼が閉じない場合，眼瞼と眼球の間に小さく切ったティッシュペーパーを入れて閉じさせる. ・義歯は装着し，生前の容貌を整える. ・歯茎が痩せて義歯が合わない場合は含み綿で歯のない部分を補正し整える.
合掌	心窩部の上で手と手を合わせ，左親指が身体につくように，左指を手前にして手を組ませる（信仰により手の組み方がことなることがあるため，家族に確認する）.

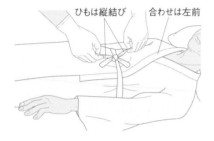

ひもは縦結び　合わせは左前

●開口の防ぎ方

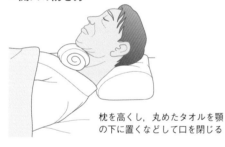

枕を高くし，丸めたタオルを顎の下に置くなどして口を閉じる

●外傷などのケア

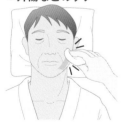

外傷がある場合，黄疸がある場合なども化粧でカバーする

●合掌

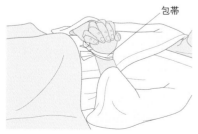

包帯

3.処置を行うときの注意

- 死の直後は家族にとって患者はまだ生きているように感じている．敬意をもって生前と同様に，丁寧に扱う．

- 死後の処置は看護師が行うが，家族の希望を確認して一部を一緒に行わせることもある．

- 死後処置に携わる看護師等は，ディスポーザブル手袋，プラスチックエプロンを着用する．

- 挿入されたチューブ類を取り外す場合，家族は同席させない方がよい．

- 医療器具抜去部から血液が流出して着衣や寝具を汚染したり，体内ガスが放出したりするのを防ぐため，ドレッシング材と皮膚に隙間ができないように密着させる．

- 作業終了後，使い捨て手袋を外したら，十分な手洗いをし，手を乾かす．

- 死後の処置は，死後硬直が始まる前の死後2時間以内に終わらせる．

■死後の処置時の家族に対するケア

- 死を迎えても患者の家族にとってはその死を受け入れることは容易ではない．患者の家族が自分達の看取りのプロセスをよき物語として思い出に残し，その後の人生を前向きに生きていけるように支援する．

- 医師が死亡確認をしたことと死亡時刻を家族に告げ，医師と看護師ともに患者・家族に対して一礼する．

- 患者・家族の闘病・看病に対しての敬意，慰労を表す言葉をかける．とくに配偶者の死は最も強いストレスとされる．気持ちを受容するためには，その辛さに共感した言葉をかける．

- 患者の死についての話題も避けず，安易な慰めは行わない．

- 同席した家族を残し退席し，家族に最後のお別れの時間を十分にとった後，看護師が声をかけて死後の処置を始める．

- 霊安室では患者の生前の宗派や地域の慣習，個人や家族の希望によるお別れの儀式をする．

- 家族がお別れの時間を過ごしている間に，事務手続きを済ませておき，死亡診断書は必ず手渡す．

■悲嘆のケア（グリーフケア）

- 人は死別などにより大切な人を失うと，大きな悲しみである悲嘆（グリーフ）を感じ，長期に渡って特別な精神の状態変化を経るようになる．

- 悲嘆は正常な反応であり，誰もがこの状態変化（プロセス）を歩む．この悲嘆のプロセスをグリーフワークといい，グリーフワークのプロセスを支えて見守ることを，グリーフケアという．

- グリーフケアでは，人が正常なグリーフワークを歩めるようなサポートを行う．

- 悲嘆の状態というのは，心が大きく傷ついた状態であるが，自然に治癒の方向に向かう．死別を経験した遺族もやがて，故人のいない環境に適応し，新しい心理的・人間的・社会経済的関係を作っていく．このようにグリーフワークを経ることで，人間的に成長するといえる．

■悲嘆のプロセス（グリーフワーク）の流れ

- グリーフワークの期間には，個人差はあるが，ショック期から喪失期までは1〜2週間が一般的とされ，再生期までのグリーフワーク全体としての期間は，配偶者の死別の場合で1〜2年，子どもの死別の場合は2〜5年ほどとされる．

ショック期	• 死別のタイミングでは，人は茫然として無感覚の状態になる． • 一見冷静に受け止めているようにみえるが，死があまりに大きなショックであるため，はっきりした反応があらわれない． • 正常な判断ができず，パニック状態になることもある．
喪失期	• 死を現実として受け止めはじめるも，まだ受け止め切れない． • 号泣や怒り，敵意，自責感などの強い感情が，くり返しあらわれる． • 故人がまだ生きているように考え，そう振舞うこともある． 　➡十分に悲しみ，泣くことが重要となる．
閉じこもり期	• 死を受け止められつつも，自分の価値観や生活の意味を失い，うつ状態や，自分が存在していないような無気力な状態になる． • 生前にしてあげられなかったことなどへの自責感に襲われる．
再生期	• 故人の死を乗り越えて，新たな自分や新たな社会関係を築いていく． 　➡積極的に他人と関わることができるようになる． • 一見，異常と思える場面もあるが，悲嘆の反応としては正常である．

● 悲嘆により起こる症状（グリーフワークの反応）の例

身体的症状	身体的苦痛，のどの緊張感，呼吸障害，疲労感，食欲喪失，消化に関する諸症状，睡眠障害，気力喪失，頭痛・嘔吐・消化不良・筋力の欠如・動悸などの身体的愁訴，故人と同じ症状の出現，アルコールや薬への依存
心理的症状	故人の面影にとりつかれる，思慕，罪責感，憂鬱，不安，怒り，敵意，孤独，自尊心の欠如，絶望，非現実感，疑い深さ，幻覚
行動的反応	号泣，故人の行動の模倣，行動パターンの喪失
認知的反応	思考・判断速度の低下，集中力の欠如

124

4.日常生活援助技術／A.環境

療養環境のアセスメント／療養環境の調整と整備

- ナイチンゲールが『看護覚え書』で述べたように「看護がなすべきこと，それは自然が患者に働きかけるのに最も良い状態に患者を置くこと」であり，「看護とは，新鮮な空気，陽光，暖かさ，清潔さ，静かさなどを適切に整え，これらを活かして用いること，また食事内容を適切に選択し適切に与えること，こういったことのすべてを患者の生命力の消耗を最小にするように整えること」である.

- 療養生活の場は，患者にとって安全で清潔な，心地よい環境でなければならない.

- 適切な環境は，患者の持つホメオスタシスの力を最大限に引き出すのに必要であり，環境の調整は，看護師の重要な役割といえる.

■望ましい病室環境

- 医療法施行規則には，医療に関する選択の支援，医療の安全の確保等とともに，病院・診療所・助産所の構造設備の規定がある.
- そのほかの法等においても，病室環境に関する基準が規定されている.

●望ましい病室環境とその基準値，根拠となる法律など

環境	基準値	根拠（法，その他）
窓	採光に有効な部分の面積はその居室の床面積に対して7分の1以上	建築基準法
廊下幅	一般病床：1.8m以上（両側居室2.1m）	医療法
病床の床面積	一般病床：1患者あたり6.4m^{2}以上	医療法
照度	100〜200ルクス ※深夜の病室および廊下は，足下灯などによって1〜2ルクス ※救急処置や注射などの作業では500〜1000ルクス	JIS基準
騒音	50dB以下（夜間は40dB以下）	環境基本法
温度	夏：22℃±2　冬：19℃±2　（ベッドの高さで測定）	不快指数など
湿度	夏：60〜75%　冬：55〜70%　（ベッドの高さで測定）	建築物衛生法など
色彩	汚れの目立つ中性色（暖色系）	色彩心理学など
二酸化炭素	1,000ppm以下（大気中の0.04%） ※安静時の呼気では4%	建築物衛生法
換気	一般病棟：1時間に6回以上（内2回以上は外換気） 結核病棟：1時間に12回以上（内2回以上は外換気）	病院設備設計ガイドライン（HEAS）

HEAS：Healthcare Engineering Association of Japan Standard，日本医療福祉設備協会規格

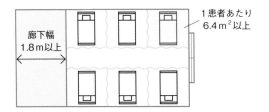

廊下幅
1.8m以上

1患者あたり
6.4m^{2}以上

MEMO

4. 日常生活援助技術／B. 食事と栄養

健康な食生活と食事摂取基準

- 食事は生命活動に必要な栄養素を摂取するという**生理的ニード**を満たすことだけが目的のものではなく，五感で楽しみ満足感や充足感を得る，**心理的ニード**を満たすものでもあり，他者と食事をともにする喜びを得るなど**社会的ニード**をも満たすものでもある．

- エネルギー摂取の過不足や栄養素の摂取不足を防ぐための援助を行うために，必要なエネルギー及び栄養素の摂取量の目安を把握するには，厚生労働省の定める「**日本人の食事摂取基準**」を参考にする必要がある．

■日本人の食事摂取基準（2020年版）

- 令和2年〜6年度に使用される日本人の食事摂取基準（2020年版）は，活力ある健康長寿社会の実現に向けて，高齢者の**フレイル予防**の観点や，**若いうちからの生活習慣病予防**を推進するために新たな目標量が設定された．

- 総エネルギー量に占めるべきタンパク質由来エネルギー量の割合（％エネルギー）について，65歳以上の目標量の下限を13％エネルギーから**15％エネルギー**に引き上げ．
- 飽和脂肪酸，カリウムについて，小児の目標量を新たに設定．
- ナトリウム（食塩相当量）は，成人の目標量を0.5 g/日引き下げ，**男性7.5g/日，女性6.5g/日**とし，高血圧及び慢性腎臓病（CKD）の重症化予防を目的とした量として，新たに**6 g/日未満**と設定．
- コレステロールについて，脂質異常症の重症化予防を目的とした量として，新たに**200mg/日未満**に留めることが望ましいことを記載．

---

1. 推定エネルギー必要量(kcal/日)

性別	男性			女性		
身体活動レベル[1]	Ⅰ	Ⅱ	Ⅲ	Ⅰ	Ⅱ	Ⅲ
0～5 (月)	—	550	—	—	500	—
6～8 (月)	—	650	—	—	600	—
9～11 (月)	—	700	—	—	650	—
1～2 (歳)	—	950	—	—	900	—
3～5 (歳)	—	1,300	—	—	1,250	—
6～7 (歳)	1,350	1,550	1,750	1,250	1,450	1,650
8～9 (歳)	1,600	1,850	2,100	1,500	1,700	1,900
10～11 (歳)	1,950	2,250	2,500	1,850	2,100	2,350
12～14 (歳)	2,300	2,600	2,900	2,150	2,400	2,700
15～17 (歳)	2,500	2,800	3,150	2,050	2,300	2,550
18～29 (歳)	2,300	2,650	3,050	1,700	2,000	2,300
30～49 (歳)	2,300	2,700	3,050	1,750	2,050	2,350
50～64 (歳)	2,200	2,600	2,950	1,650	1,950	2,250
65～74 (歳)	2,050	2,400	2,750	1,550	1,850	2,100
75 以上 (歳)[2]	1,800	2,100	—	1,400	1,650	—
妊婦 (付加量)[3] 初期 中期 後期				+50 +250 +450	+50 +250 +450	+50 +250 +450
授乳婦 (付加量)				+350	+350	+350

[1] 身体活動レベルは,低い,ふつう,高いの三つのレベルとして,それぞれⅠ,Ⅱ,Ⅲで示した.
[2] レベルⅡは自立している者,レベルⅠは自宅にいてほとんど外出しない者に相当する.レベルⅠは高齢者施設で自立に近い状態で過ごしている者にも適用できる値である.
[3] 妊婦個々の体格や妊娠中の体重増加量及び胎児の発育状況の評価を行うことが必要である.
注1:活用に当たっては,食事摂取状況のアセスメント,体重及びBMIの把握を行い,エネルギーの過不足は,体重の変化又はBMIを用いて評価すること.
注2:身体活動レベルⅠの場合,少ないエネルギー消費量に見合った少ないエネルギー摂取量を維持することになるため,健康の保持・増進の観点からは,身体活動量を増加させる必要がある.

厚生労働省:日本人の食事摂取基準(2020 年版) p.84, 2020.

2. エネルギー産生栄養素バランス（％エネルギー）

性別	男性				女性			
年齢等	目標量[1,2]				目標量[1,2]			
身体活動レベル[1]	タンパク質[3]	脂質[4]		炭水化物[5,6]	タンパク質[3]	脂質[4]		炭水化物[5,6]
		脂質	飽和脂肪酸			脂質	飽和脂肪酸	
0～11（月）	—	—	—	—	—	—	—	—
1～2（歳）	13～20	20～30	—	50～65	13～20	20～30	—	50～65
3～5（歳）	13～20	20～30	10 以下	50～65	13～20	20～30	10 以下	50～65
6～7（歳）	13～20	20～30	10 以下	50～65	13～20	20～30	10 以下	50～65
8～9（歳）	13～20	20～30	10 以下	50～65	13～20	20～30	10 以下	50～65
10～11（歳）	13～20	20～30	10 以下	50～65	13～20	20～30	10 以下	50～65
12～14（歳）	13～20	20～30	10 以下	50～65	13～20	20～30	10 以下	50～65
15～17（歳）	13～20	20～30	8 以下	50～65	13～20	20～30	8 以下	50～65
18～29（歳）	13～20	20～30	7 以下	50～65	13～20	20～30	7 以下	50～65
30～49（歳）	13～20	20～30	7 以下	50～65	13～20	20～30	7 以下	50～65
50～64（歳）	14～20	20～30	7 以下	50～65	14～20	20～30	7 以下	50～65
65～74（歳）	15～20	20～30	7 以下	50～65	15～20	20～30	7 以下	50～65
75 以上（歳）[2]	15～20	20～30	7 以下	50～65	15～20	20～30	7 以下	50～65
妊婦[3] 初期 中期 後期					13～20 13～20 15～20	20～30	7 以下	50～65

[1] 必要なエネルギー量を確保した上でのバランスとすること.
[2] 範囲に関しては，おおむねの値を示したものであり，弾力的に運用すること.
[3] 65歳以上の高齢者について，フレイル予防を目的とした量を定めることは難しいが，身長・体重が参照体位に比べて小さい者や，特に75歳以上であって加齢に伴い身体活動量が大きく低下した者など，必要エネルギー摂取量が低い者では，下限が推奨量を下回る場合があり得る. この場合でも，下限は推奨量以上とすることが望ましい.
[4] 脂質については，その構成成分である飽和脂肪酸など，質への配慮を十分に行う必要がある.
[5] アルコールを含む. ただし，アルコールの摂取を勧めるものではない.
[6] 食物繊維の目標量を十分に注意すること.

厚生労働省：日本人の食事摂取基準（2020 年版）　p.170，2020.

3. 身体活動レベル別に見たタンパク質の目標量 (g/ 日)

● 身体活動レベル別に見たタンパク質の目標量 (g/ 日) (非妊婦, 非授乳婦)

性別	男性			女性		
身体活動レベル	Ⅰ	Ⅱ	Ⅲ	Ⅰ	Ⅱ	Ⅲ
1 ～ 2（歳）	—	31～48	—	—	29～45	—
3 ～ 5（歳）	—	42～65	—	—	39～60	—
6 ～ 7（歳）	44～68	49～75	55～85	41～63	46～70	52～80
8 ～ 9（歳）	52～80	60～93	67～103	47～73	55～85	62～95
10～11（歳）	63～98	72～110	80～123	60～93	68～105	76～118
12～14（歳）	75～115	85～130	94～145	68～105	78～120	86～133
15～17（歳）	81～125	91～140	102～158	67～103	75～115	83～128
18～29（歳）	75～115	86～133	99～153	57～88	65～100	75～115
30～49（歳）	75～115	88～135	99～153	57～88	67～103	76～118
50～64（歳）	77～110	91～130	103～148	58～83	68～98	79～113
65～74（歳）	77～103	90～120	103～138	58～78	69～93	79～105
75 以上（歳）	68～90	79～105	—	53～70	62～83	

厚生労働省：日本人の食事摂取基準（2020 年版） p.116, 2020.

4. カルシウムの推奨量 (mg/ 日)

- 日本人の食事摂取基準 (2020 年版) では，国民栄養調査の摂取量，腸管からの吸収率，骨代謝 (骨吸収と骨形成のバランス)，尿中排泄を考慮し，1 日の推奨量を算定している.

- 妊婦及び授乳婦の目標量については，十分な報告がないため，非妊婦及び非授乳婦と同じ値としている.

カルシウム	男性	女性
8～9歳	645	750
10～11歳	708	732
12～14歳	991	812
15～17歳	804	673
18～29歳	789	661
30～49歳	738	660
50～69歳	737	667
70～74歳	769	652
75歳以上	720	620

● カルシウムを多く含む食品と摂取の目安

食品・料理名	1回分目安量	カルシウム (mg)
牛乳 (普通脂肪)	コップ1杯 (200g)	220
プレーンヨーグルト	小1個 (100g)	120
プロセスチーズ	1切れ (20g)	130
豆腐 (絹ごし)	1/2丁 (150g)	86
納豆	1パック (50g)	45
小松菜	1/4束 (80g)	140
水菜	50g	105
チンゲン菜	1株 (100g)	100
ひじき (乾燥)	10g	100
ごま (いり)	大さじ1/2 (5g)	60

5. カリウムの摂取目標量(mg/日)

カリウム	男性	女性
0〜5月	—	—
6〜11月	—	—
1〜2歳	—	—
3〜5歳	1,400以上	1,400以上
6〜7歳	1,800以上	1,800以上
8〜9歳	2,000以上	2,000以上
10〜11歳	2,200以上	2,200以上
12〜14歳	2,400以上	2,400以上
15〜17歳	3,000以上	2,600以上
18〜29歳	3,000以上	2,600以上
30〜49歳	3,000以上	2,600以上
50〜69歳	3,000以上	2,600以上
70〜74歳	3,000以上	2,600以上
75歳以上	3,000以上	2,600以上
妊婦		2,600以上
授乳婦		2,600以上

治療食，療養食

- 治療食は，病態に応じて，カロリー制限，タンパク質制限，脂質制限，塩分制限などの制限が設定されている.

治療食	適用	制限内容など
腎臓病食	慢性腎臓病 腎不全（非代償期まで）	塩分制限，タンパク質制限，カリウム制限，エネルギー確保
糖尿病食	糖尿病	体格に合わせたエネルギー量，バランスの良い食事
血液透析食	腎不全（尿毒症期）	塩分制限，タンパク質制限，カリウム制限，エネルギー確保
腹膜透析食	腎不全（尿毒症期）	塩分制限，脂肪制限，エネルギー調整
心臓病食	心不全	塩分制限，脂肪制限，エネルギー調整
脂質異常食	脂質異常症,動脈硬化症	塩分制限，脂肪，エネルギー調整
胆嚢食	胆石症	塩分，脂肪，エネルギーなどを調整
膵臓食	急性膵炎	入院後，1〜2日絶食，輸液にて栄養補給. その後，糖質を中心とした少量の流動食から開始する.
	慢性膵炎	脂肪制限，禁酒（及び禁煙）
肝臓食	肝炎	適切なエネルギー，高タンパク質・高ビタミン食
	肝硬変，肝不全	適切なエネルギー，タンパク質制限
消化管潰瘍食	消化性潰瘍	消化に考慮した食材の使用や，調理方法などを調整
糖尿病腎症食	糖尿病腎症	体格に合わせたエネルギー調整 塩分制限，タンパク質制限，カリウム制限
ヨード制限食	甲状腺機能検査 バセドウ病 I-131 治療中	検査の2週間前からヨード（ヨウ素）を含む食品を制限 放射性ヨウ素（I-131）投与中

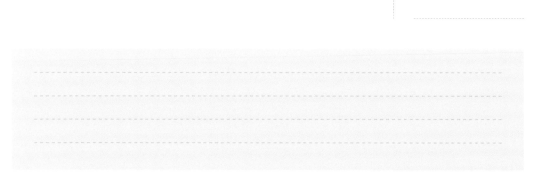

食事と栄養に影響する要因

- 身体的な健康という点からは，栄養状態を適正に保つために必要な栄養素等を摂取することが求められ，その一方で食生活は社会的・文化的な営みであり，人々の生活の質(QOL)との関わりも深い.

- 日本人の食生活が，第二次世界大戦以降の約50年間で，高塩分・高炭水化物・低動物性タンパク質という旧来の食事パターンから，動物性タンパク質や脂質の増加などの大きな変化を遂げたことは，感染症や脳出血などの減少の一因となった.

- 一方で，がん，心疾患，脳卒中，糖尿病等の生活習慣病の増加が，現在，深刻な問題となってきている. これらの発症には栄養・食生活の関連がみられるものも多いことから，栄養対策も従来の栄養欠乏から過剰栄養に焦点を当てたものへの転換が求められている.

- 近年の食生活を取り巻く社会環境の変化に伴い，食行動に関するさまざまな問題が生じている. 朝食欠食率の増加，加工食品や特定食品への過度の依存，過度のダイエット志向，食卓を中心とした家族の団らんの喪失や個食の増加，貧困による不十分な食事などであり，身体的，精神的な健康への影響が懸念されている.

- 長寿高齢社会となっているが，高齢期には加齢に伴うさまざまな要因(咀嚼機能の低下，買い物の便・不便の問題，配偶者との死別など)が食品摂取に影響を及ぼし，栄養摂取不足につながる.

- 人々の健康で良好な食生活の実現のためには,個人の行動変容とともに,それを支援する環境づくりを含めた総合的な取り組みが求められている.

食事と栄養のアセスメント

- 健康の保持・増進，疾病の予防と管理のための食事改善を行う場合には,食事と栄養のアセスメントが不可欠である.

- 食事のアセスメントは，食生活習慣や食事摂取状況について，聞き取りや観察によって情報収集し，評価する.

- 栄養のアセスメントは，総タンパク，アルブミン，コリンエステラーゼなどの検査データや，身長と体重からのBMI(体格指数)の計算，体重の変化，低栄養の有無や程度のほか，過栄養を含むすべての栄養障害，代謝障害，その他の栄養学的問題についても評価する.

- 低栄養が原因で筋肉量が減少したサルコペニアになり，サルコペニアが原因でフレイルになり，フレイルが進行して介護状態になったというように，低栄養が発端となり，介護が必要な状態になってしまうことも少なくない.

133

1. 食事摂取状況の観察項目

①意識状態，嚥下機能　　④食欲，嗜好の変化

②咳，むせこみ，痰　　　⑤食事姿勢の変化，声の変化

③消化器症状の有無　　　⑥食前食後の疲労感

※摂食動作は，ADLとして評価する.

● 嚥下のスクリーニングテスト

反復唾液嚥下テスト(RSST)	・中指で甲状軟骨を軽く押さえた状態のまま，30秒間唾液を飲み続け，連続して嚥下反射を確認する. ・嚥下時に甲状軟骨が中指をしっかりと乗り越えた場合のみを有効としてカウントし，3回以上であれば正常，3回未満の場合は，嚥下機能に障害がある可能性があると判断される.
改定水飲みテスト	・急性期の患者や重度の摂食・嚥下障害者の場合，誤嚥のリスクを軽減させるため，3mLの冷水を使って嚥下の回数やむせの有無などの観察を行う評価方法. ・このテストでむせや湿声(痰がからんだような声)がみられない場合は，30mLの水飲みテストを実施する. ・3mLの水でも嚥下できない場合，むせや湿声がある場合は，精密検査が必要.
フードテスト	・高齢者用食品として厚生労働省の規格基準を満たしているレトルトパックのプリンや粥(米粒があるもの)，液状食品を専用のスプーンを使って食べてもらい，嚥下反射の有無やむせ，呼吸の変化などを観察し，評価する方法. ・評価は，口腔内への取り込み，嚥下の有無，むせの有無，呼吸の変化，湿声嗄声の有無，追加嚥下の有無，追加嚥下後の口腔内残留の有無などの項目で構成される5段階の判定基準にもとづいて1から5までのスコアをつける. ・スコア4以上は「障がいなし」，スコア3以下は「障がいあり」と判定される.

※異常が認められた場合は，として，嚥下内視鏡検査(VE)や嚥下造影検査(VF)が行われる.

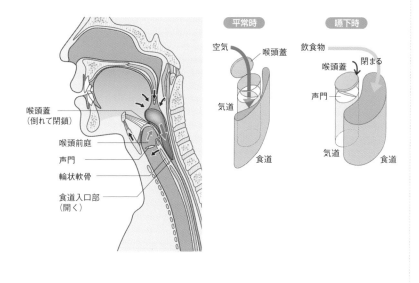

2. 低栄養

- 低栄養は，気付かないうちに次第に進行していくことがあるため，普段から継続的に栄養状態を評価しておくことが重要である.

低栄養の症状	• 体重減少 • 骨格筋の筋肉量や筋力の低下 • 元気がない • 風邪など感染症にかかりやすく，治りにくい • 傷や褥瘡が治りにくい • 浮腫が生じやすい（低タンパク血症のための血漿膠質浸透圧低下による浮腫）

- 食事量が減ると同時に水分の摂取量も減って脱水症状がみられることもあるため，同時に観察する必要がある.

脱水と低栄養の両方でみられる症状	• 食欲低下 • 口腔内乾燥 • 皮膚が乾燥し，ツルゴールが低下する（弾力がない） • 唾液が粘稠になる

■ 低栄養の原因

- 低栄養の原因は，生活環境，年齢に伴う機能の低下，精神的要因など，1つないし複数の要因が重なって生じる. 食欲低下や食事摂取量の減少，偏った食事になる.

- 食事量が減れば体力も低下して活動量も減り食欲低下となり，結果的に低栄養を招く悪循環になる.

- 肥満やコレステロールが気になって，動物性タンパク質（肉類，卵，乳製品）を極力控える傾向があり，低栄養につながることがある.

■ 低栄養の診断

① 身体計測

低栄養のリスクの目安：

- 体重が6か月間に2 ～ 3kg減少または1 ～ 6か月間の体重減少率が3％以上
- BMI18.5未満（BMI値が下がるほど死亡率が高くなる）

② 血液検査値

血清アルブミン値：3.5g/dL未満
血中ヘモグロビン値：7 ～ 9g/dLで中等度栄養障害

■ BMIの計算

BMI：Body Mass Index ／ボディ・マス・インデックス（体格指数）

$$BMI = \frac{体重(kg)}{身長(m) \times 身長(m)} = 22 \,(標準)$$

$$< 18.5：やせ$$
$$18.5 \leqq \sim < 25：正常$$
$$25 \leqq：肥満$$

(例) 身長165cm, 体重70kgの場合, $BMI = \dfrac{70}{1.65 \times 1.65} = 25.7 \,(肥満)$

■ PEM(Protein energy malnutrition：タンパク質・エネルギー欠乏症)

- PEMは，栄養素の摂取が生体の必要量より少ないときに起こる体の状態で, とくにタンパク質とエネルギーが十分に摂れていない状態をいう.

- タンパク質の不足により，骨格筋が分解され，呼吸筋をはじめとした骨格筋の萎縮・脆弱化が生じるため，無気肺のリスクが増加する.

- タンパク質の不足は免疫機能の低下につながり，肺炎などの感染症のリスクを高める.

- 寝たきりの人はその割合が高くなり，死亡リスクが肥満より高くなるといわれている.

PEMの分類	マラスムス	タンパク質とエネルギーが不足 皮下脂肪・筋肉喪失
	クワシオコール	エネルギー不足はなくタンパク質が不足 低アルブミン血症, 浮腫
	マラスムス・ クワシオコール混合型	低アルブミン血症＋体重減少

■ 低栄養のケア・予防

①食事の摂取量を増やす

- 少食で1度にたくさん食べられない時は間食で牛乳や乳製品，果物，市販の栄養調整食品からカロリーやタンパク質を補う.

②食事の回数を増やす

- 1回に食べる量が少ないため，1日3食以上の食事をしないと1日に必要なエネルギーやタンパク質が不足する. また規則正しい食事リズムは生活リズムを整えることにもなり，活動することで空腹感も感じられ，きちんと食事が摂れる.

③バランスよく食べる

- 麺類など単品メニューにせず，肉，魚，卵，乳製品，大豆製品などタンパク質を多く含む食品を毎食おかずに1品入れ，好きな物だけに偏らず，少量ずつバランスよく食べる.

④楽しい食事にし，美味しく食べる

・デイサービスなど地域支援事業に参加し，外出する機会をつくり誰かと一緒に食事をし，楽しむようにする．

⑤義歯の咬み合せの不具合などを調整する

・義歯が不安定であれば，歯科医師と相談し適合する義歯を作る．

●フレイル（フレイルティ）とサルコペニア

①フレイル（フレイルティ）	・老化に伴う種々の機能低下（予備能力の低下）を基盤とし，様々な健康障害に対する脆弱性が増加している状態で，健康障害に陥りやすい状態． ・原因の一つにサルコペニアが存在する．
②サルコペニア	・加齢に伴う筋力の減少，又は老化に伴う筋肉量の減少である． ・低栄養が存在すると，サルコペニアにつながり，活力低下，筋力低下・身体機能低下を誘導し，活動度，消費エネルギー量の減少，食欲低下をもたらし，さらに栄養不良状態を促進させるというフレイルティ・サイクルが構築される．

食事摂取の自立困難な人への援助

1.片麻痺がある場合の食事摂取支援

・半身麻痺がある場合は，基本的に患側を向いて嚥下させることで患測の咽頭腔を狭め，健側のみに食塊が通るようにする，頸部回旋の手法が用いられる．

・右中大脳動脈領域の脳梗塞では，左片麻痺があるため，左口角から流涎がある．嚥下時は左側を向ける．

・食後は坐位やファウラー位を30分以上とらせて食道逆流による誤嚥を予防する．

・水分はとろみをつけて小さめのスプーンで少量ずつ摂取させる．

●側臥位での食事介助（左片麻痺の場合）

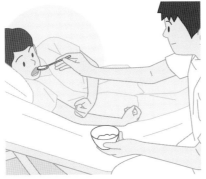

下側の健側から食事介助を行うことで誤嚥を防止する

2.左側半側空間麻痺がある場合の食事摂取支援

- 脳梗塞や脳出血で右半球を損傷した場合には，実際には見えているにも関わらず，左側の空間が認識しにくい**左側半側空間麻痺**がみられることがある．

- 症状は，右ばかり向いている，移動時に左側にあるものによくぶつかる，食事の際に左側に置いてあるものに気づかず食べ残す，などである．

- 左半側無視がある場合の食事の介助は，食事のトレイ自体を右側にずらす，食物が入っている食器を右側に置く，などの対応が必要である．

- 無視がある側に食器を置いてしまうと，気づかずに床に落としてしまう可能性があるため注意する．

嚥下障害のある人への援助

- 誤嚥防止には，頸部を伸展させない体位をとることが重要である．

- 頸部前屈によって，咽頭と気道に角度がつき，誤嚥しにくくなる．

●嚥下時の頸部の位置

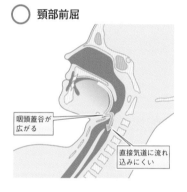

○ 頸部前屈

咽頭蓋谷が広がる

直接気道に流れ込みにくい

× 頸部後屈

喉頭蓋谷の間隙が消失

気道に流れ込みやすい

1.椅子や車いすに座って食べる場合

●円背の患者への食事介助

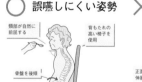

○ 誤嚥しにくい姿勢　× 誤嚥しやすい姿勢

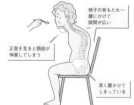

頸部が自然に前屈する

骨盤を後傾

バスタオルなど

背もたれの高い椅子を使用

椅子の背もたれ〜腰にかけて隙間が広い

正面を見ると頸部が伸展してしまう

深く腰かけてしまっている

2.ベッド上で食べる場合

●ベッド上での坐位，または30〜60°仰臥位の注意点

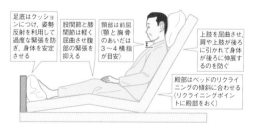

足底はクッションにつけ，姿勢反射を利用して過度な緊張を防ぎ，身体を安定させる

股関節と膝関節は軽く屈曲させ腹部の緊張を抑える

頸部は前屈（顎と胸骨のあいだは3〜4横指が目安）

上肢を屈曲させ，肩や上肢が後ろに引かれて身体が後ろに伸展するのを防ぐ

殿部はベッドのリクライニングの傾斜に合わせる（リクライニングポイントに殿部をおく）

3.誤嚥の予防ためのケア

①口腔機能訓練（嚥下体操，唾液腺マッサージ）

②K-point刺激法，アイスマッサージ

③ブローイング法

④口腔の清潔ケア

● **K-point 刺激法**

★印がK-point
K-point（★印）を圧刺激する

■ **K-ポイント刺激法**

・開口困難な場合，綿棒や舌圧子などでK-point（臼歯後三角の最後部・内側）を刺激することで，口が開きやすくなり，食塊の咽頭への送り込み，嚥下反射が起こりやすくなる．

■ **アイスマッサージ**

・寒冷刺激によって交感神経を興奮させることで，嚥下運動がスムーズに行われるようにするリハビリの一種である．

・凍らせた綿棒を口の中やのどの手前の上の部分（口蓋弓），舌の付け根（舌根部）など口腔全体に当てて刺激し，嚥下反射を起きやすくするためのマッサージを行う．

・口蓋全体を軽く10秒ほどこすったり・なでたり，嚥下反射部位に，何秒か冷やした綿棒を当てて「ゴックン」という嚥下（飲み込み；ツバを飲み込む動作に近い）を何度かくり返すと，常温のものでも「ゴックン」と嚥下しやすくなる．

・綿棒を強く当てすぎると，「迷走神経反射」を起こして血圧の低下や脈拍が乱れてしまうおそれもあるため注意する．

■ **ブローイング法**

・ペットボトルやコップに入れた水をストローでゆっくりと長く吹く，巻笛などを吹くなど，吹く動作（口腔気流）により鼻咽頭閉鎖に関わる筋群や神経が活性化される．

4. 嚥下しやすい食品の特徴

- やわらかく口の中でまとまりやすい(水分にはとろみをつけるとよい).

- 一口で口に入り,噛みやすい.

- 性状が均質,かたさが均一.

● **嚥下しやすい食品(例)**

> プリン,茶碗蒸し,牛乳ゼリー,ポタージュ,シチュー,アイスクリーム,ヨーグルト,とろろ汁,りんごコンポート,粥,くず湯,煮込みうどん,パン粥,つみれ,温泉卵

5. 誤嚥予防の食物形態の対策(例)

- 細かく刻んだものや口の中でバラバラになるもの,サラサラの液体は,市販のとろみ剤や片栗粉で適度なとろみをつける.

- ミキサーやフードプロセッサーで潰したものは,ゼラチンや寒天などで固める.

- とろみやつなぎになる食材を使って,飲み込みをしやすくする.

● **とろみやつなぎになる食材**

> すりおろした長いも,すりおろしたレンコン,ゆでてつぶした里芋,納豆,おくら,つぶした絹豆腐,マヨネーズ,小麦粉,練りゴマ,ピーナッツバターなど

- 小さめの方が思い通りに噛むことができ,前歯で噛みきる力が弱い方でも食べやすくなる.

- 薬と水が一緒に飲み込みづらいことがあるように,液体と固体といった違う物性のものやかたさが異なるものは,飲み込みにくくなる.

| 「離水」への注意喚起 |

　市販のゼリーのふたを開けたときに,少し水が出ることや,食べている途中に水気がでてくることを「離水」(固形分と水分が分離すること)という.離水が多いと気管に水が入る可能性が高く,むせたり誤嚥することがあるため,注意が必要である.

経管・経腸栄養法

- 食事を経口摂取することは，生理的・心理的・社会的ニードを充足するほかに，消化管粘膜の機能を保つ効果がある.

- 経口からの栄養摂取が望ましいが，それが困難となった場合には，非経口の栄養療法を検討する必要が生じる.

- 非経口の栄養療法は，消化管から栄養を吸収する経管・経腸栄養法と，静脈に輸液をして栄養を注入する経静脈栄養法に分けられる.

　　　　　　　　消化管機能○ ─→ 経管・経腸栄養法（EN）

経口摂取困難 ┤

　　　　　　　　消化管機能× ─→ 経静脈栄養法：中心静脈栄養，末梢静脈栄養

- 経管・経腸栄養法には，経鼻経管栄養，胃瘻・腸瘻などの経瘻孔法，食事のときのみチューブを飲み込んで，食道までチューブの先端を通す間欠的口腔食道経管栄養法がある.

●経管栄養の利点・欠点

経管栄養法	利点	欠点
経鼻胃管	挿入が簡便.	・挿入状態での違和感がある. ・外見上，重篤感がある. ・鼻孔から胃までの挿入が困難な患者もいる. ・1〜2週間毎に交換が必要である. ・チューブが細く，栄養剤などが詰まりやすい. ・抜けやすく，抜けると誤嚥などの重大な事故につながりやすい. ・長期に使用すると消化管粘膜が萎縮しやすい.
胃ろう	・顔の外見がすっきりしている. ・抜けにくい. ・胃瘻ボタンやチューブの交換が4〜5か月毎でよい.	・造設時，手術が必要. ・合併症として皮膚のトラブルや腹膜炎等のリスクがある.

■経鼻経管栄養法

- 経鼻経管栄養法は，鼻孔から経管栄養チューブを挿入する方法である.

- 栄養剤を注入する際には，チューブの先端が胃内に挿入されていることを確認するため，胃液が吸引できるかを毎回確認する. 吸引した胃内容物のpHをリトマス試験紙で調べる方法もあるが毎回は行わない.

- 空気を注入して気泡音を確認する場所は心窩部である. 聴診器を心窩部にあて，10〜20mL前後の空気を素早く注入し，「ゴボッ」という気泡音を確認する.

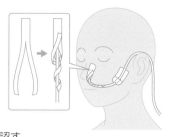

鼻翼と頬の2か所に固定

■経鼻経管栄養チューブの固定

- 経鼻胃管の固定が長期間鼻翼の1か所になされると,
  圧迫壊死に陥るので注意を要する.

- 経管栄養チューブの交換は1〜2週間毎である.

- 固定していても抜ける場合があるので,毎回マーキングの位置を確認する.抜けると誤嚥が生じる危険性がある.

- 栄養ラインは目視ではなく,指でたどりながら接続が正しいか確認する.輸液ラインとの誤接続による事故が生じやすいため,必ず確認する.

■経鼻経管栄養チューブの挿入方法

- 鼻腔より挿入したチューブが,鼻腔と反対側の梨状窩（りじょうか）へ斜走した場合,嚥下時に喉頭蓋の反転を阻害する.

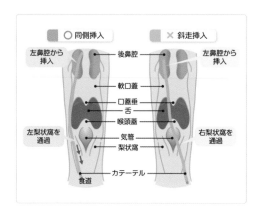

- 左鼻腔から挿入の際には右回旋位をとる（右下を向いてもらう介助を行う）ことで,左梨状窩を通過しやすくなる.

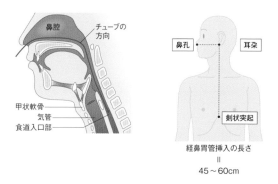

経鼻胃管挿入の長さ
＝
45〜60cm

- 胃へ続く食道入口部は,普段は閉じており,嚥下反射のときだけ開大するが,経鼻経管栄養チューブを留置することにより常に開いている状況となるため,胃食道逆流を引き起こす可能性が高くなる.

- 胃食道逆流を予防するには,栄養剤を半固形化とし,注入の際に姿勢を上体挙上45°以上に保つことが有効.

経静脈栄養法

- 静脈に輸液をして栄養を注入する経静脈栄養法には，**中心静脈栄養法**と，**末梢静脈栄養法**がある．

目的	・高カロリー輸液投与（中心静脈栄養法） ・周術期管理（中心静脈圧測定，カテコラミン投与） ・末梢でのルート確保が困難な場合に行う．

●中心静脈カテーテルに使用される主要な血管（例）

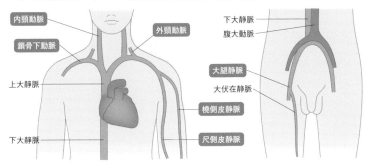

- 直接心臓へ流入する中心静脈（上大静脈・下大静脈）につながる太い静脈を用いる．心臓に最も近く大きな静脈である内頸静脈や鎖骨下静脈などを穿刺する．

■中心静脈栄養法の管理

- 中心静脈カテーテルは，皮膚にカテーテルが縫合糸で固定されているため，無菌操作で処置しなければならない．

- カテーテルの刺入部は，感染からの保護と，異常が早期発見できるように，透明なフィルムドレッシング材で覆う．

- カテーテルの抜去を予防するために，延長チューブをループ状にして確実に固定する．

- 中心静脈栄養法では**高血糖**になりやすいため，定期的に血糖値を確認する必要がある．

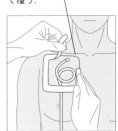

チューブはループ状にし，透明なフィルムドレッシング材（5〜7日ごとに交換）で覆う．

●カテーテル挿入中に起こりやすい合併症と対策

合併症	原因	観察ポイント	対応
血胸 皮下血腫	穿刺時に誤って血管を損傷することにより起こる．	穿刺部位からの出血，動脈血の逆流	医師による圧迫止血
気胸	・穿刺時に誤って肺などを刺すことにより起こる． ・針の刺入角度が大きいときに起こりやすい．	胸痛，背部痛，咳嗽，呼吸困難，穿刺側の呼吸音減弱〜消失，無症状のこともある．	・酸素飽和度の測定 ・必要時酸素吸入 ・胸腔ドレーン挿入準備
不整脈	カテーテル先端の位置異常などにより心臓が刺激されることで起こる．	動悸や結滞の触知，呼吸困難	一時的であることが多いため，様子を観察する．

● CDCガイドライン2011によるドレッシング材・輸液セット交換の目安

ドレッシング材の交換	5～7日ごとに交換し，交換時に消毒を行う．
輸液セットの交換	96時間以上7日以内の間隔で交換する． ＊血液や血液製剤，脂肪製剤等は細菌が増殖しやすいため，24時間以内に交換する．

■ 中心静脈栄養法に関する感染症（中心静脈カテーテル関連血流感染症：CLABSI）

> 起炎菌
> 黄色ブドウ球菌，コアグラーゼ陰性黄色ブドウ球菌，腸球菌，グラム陰性菌，カンジダ

- CLABSI予防のために，カテーテル挿入前の手洗い，挿入時のマスク・帽子・滅菌手袋・ガウンの着用など，最大限の清潔操作をする．

- やむを得ない場合を除き，大腿静脈は使用せず，緊急で使用した場合などは24時間以内に抜去する．

- 刺入部位の消毒では，ポビドンヨードはクロルヘキシジンと比較して感染率が高いため，使用は推奨されない．

● 中心静脈カテーテルのドレッシング材の交換と消毒

①手指衛生を行う

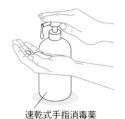

速乾式手指消毒薬

②未滅菌手袋を着用する

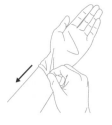

③ドレッシング材を剥がす

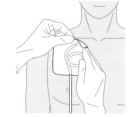

④手袋を外し手指衛生を行う

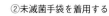

⑤未滅菌手袋を着用する

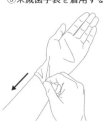

⑥刺入部位を消毒する

刺入部位から外側に向かって円を描くように消毒する

⑦新しいドレッシング材で被覆する

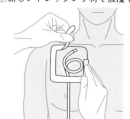

⑧手袋を外し手指衛生を行う

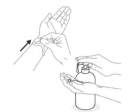

4.日常生活援助技術／C.排泄

排泄に影響する要因

- 排泄は，自律神経の交感神経が興奮すると抑制され，副交感神経が興奮すると促進される．自律神経のバランスが乱れると，排泄障害が生じる．

- 排泄に関わる器官の障害によっても排泄は障害される．

●排尿障害の要因の例

排泄障害の分類		状態	要因	対処方法
蓄尿障害	頻尿	尿の出る回数が多い	膀胱の過活動 膀胱支配神経の障害 骨盤底筋の機能低下 前立腺肥大 水分摂取過剰 精神的ストレス	膀胱訓練 骨盤底筋訓練 抗コリン薬の使用
	尿失禁	自分の意思と関係なく尿が出る	膀胱の機能低下 骨盤底筋の脆弱化 疾患による障害・後遺症 運動機能障害 認知機能障害	膀胱訓練 骨盤的筋訓練 膀胱留置カテーテル 住環境の整備 トイレ誘導
排出障害	排尿困難	尿が出にくい	通過障害(膀胱癌,膀胱結石) 膀胱支配神経の障害 前立腺肥大 抗コリン作用薬の使用	

排泄のアセスメント

1. 排尿障害の種類

> (1) 排尿回数の異常
>
>   ① 頻尿：1日の排尿回数が異常に多い．一般的には8～10回以上．
> 夜間の3回以上の排尿は夜間頻尿という．
>
>   ② 希尿：1日の排尿回数が異常に少ない．尿量の減少に伴って起
> こりやすい．
>
> (2) 尿線異常：健康人の尿は，弧を描いて勢いよく排出される．
>
>   ① 尿線の細小
>
>   ② 尿勢低下（放出力の減退）
>
>   ③ 尿線分割（尿線の中絶あるいは2段尿）
>
> (3) 排尿困難
>   ① 遷延性排尿：排尿しようと構えてから排尿開始前までに時間が
> かかる．
>   ② 苒延性排尿：排尿開始から終了までに時間がかかる．
>
> (4) 排尿痛
>
>   ① 排尿初期痛
>
>   ② 全排尿痛
>
>   ③ 終末時排尿痛
>
>   ④ 排尿後痛
>
> (5) 残尿感
>
> (6) 尿閉
>
>   ① 完全尿閉，②不完全尿閉
>
> (7) 尿失禁
>
>   遺尿（尿が不随意に漏れる状態）が社会的・衛生的に何らかのトラ
> ブルを起こす状態，または他覚的に尿漏れを証明できる状態．

※正常な排尿反射 ➡ ファイリングノート1　p.197参照

2.尿失禁の分類

一過性尿失禁			• 精神錯乱状態・せん妄，尿路感染症，萎縮性膣炎または尿道炎，常用薬剤，精神的ストレス，多尿，運動制限，便秘などにより惹起されることがあるが，原因を取り除くことにより容易に改善する可能性が高い.
慢性尿失禁		機能性尿失禁	• 麻痺など運動機能障害により衣服を脱ぐのに時間がかかる，尿器がうまく使えない，認知症でトイレを認識できないといった理由で，膀胱の機能とは関係なく尿失禁が生じる.
	器質性尿失禁	切迫性尿失禁（過活動膀胱）	• 強い尿意とともに尿が漏れ出る. • 多量の残尿，膀胱尿管逆流症，尿路感染症が続発し，腎機能障害を起こす可能性が高い.
		腹圧性尿失禁	• 咳やくしゃみ，運動など腹圧上昇時に，膀胱が収縮しなくとも尿が漏れ出てしまう. • 腹圧性尿失禁を有する女性のうち，約30％に切迫尿失禁が合併する. • 男性には少ない. ①膀胱頸部・尿道過可動性 　骨盤底弛緩に基づく膀胱頸部下垂による腹圧の尿道への伝達不良のため腹圧時に膀胱内圧のみが上昇し尿が漏れる. ②内因性括約筋不全 　括約筋機能の低下により，腹圧時に尿が漏れる.
		溢流性尿失禁	• 膀胱に尿が充満し，尿が尿道から漏れ出る. • 尿の排出障害が原因であり，排尿筋の収縮力減弱か下部尿路閉塞のどちらかあるいは両方による. • 抗コリン薬や抗ヒスタミン薬などの薬剤，糖尿病による末梢神経障害，骨盤内悪性腫瘍に対する手術による末梢神経損傷は排尿筋の収縮力低下の原因となる. • 高齢男性では，前立腺肥大症，前立腺癌，尿道狭窄が下部尿路閉塞の原因となる. • 高度の膀胱瘤，子宮脱といった骨盤内臓器下垂があると，女性でも下部尿路閉塞が起こる.
		反射性尿失禁	• 脊髄損傷など，脊髄の神経学的異常のある場合にみられる. • 兆候も尿意もなく尿が漏れる. • 排尿筋・外尿道括約筋協調不全があることも多く，膀胱内圧の著明な上昇を伴うため，多量の残尿，膀胱尿管逆流症，尿路感染症が続発し，腎機能に障害を起こす可能性が高い.

continence（コンチネンス）：排尿や排便が正常の状態
incontinence（インコンチネンス）：失禁（意識しないであるいは意志に反して尿や便が漏れる状態）
※残尿が多量になると，切迫性尿失禁，腹圧性尿失禁，溢流性尿失禁のすべてがみられることがある.

■ **下部尿路機能障害（LUTD）**

- **排尿**は，膀胱と尿道（男性では前立腺を含む）および尿道括約筋で構成される**下部尿路**の機能であり，**下部尿路機能（LUTF）**の機能には，**蓄尿機能，尿排出機能**がある.

- 膀胱と尿道で構成される下部尿路に障害がある状態を**下部尿路機能障害（LUTD）**といい，蓄尿症状，肺病症状，排尿後症状にされる.

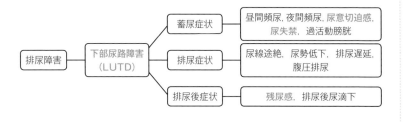

$$
蓄尿症状 \left(\begin{array}{l} 膀胱排尿筋（膀胱壁平滑筋）の過活動 \\ 膀胱出口の抵抗減弱（内尿道括約筋損傷） \\ 尿道閉鎖圧低下 \end{array} \right) \rightarrow 尿失禁・頻尿
$$

$$
排出障害 \left(\begin{array}{l} 膀胱排尿筋（膀胱壁平滑筋）の収縮力低下 \\ 膀胱出口の抵抗増大 \left[\begin{array}{l} 内尿道括約筋の収縮 \\ 前立腺肥大などによる圧迫 \end{array} \right] \end{array} \right) \rightarrow 排尿困難
$$

3. 排便障害

- 排便障害は，便失禁，便秘，下痢に大別される.

- 便失禁や便秘などの排便障害は加齢とともに増加し，65歳以上での有症率は，便失禁で7%，便秘で30%程度とされる.

- 原因として，加齢に伴う肛門括約筋を含む**骨盤底筋群の脆弱化**や協調運動障害，腹筋の筋力低下，**大腸の蠕動運動低下**などが挙げられる.

- 両症状の原因となる脳血管疾患，認知症，パーキンソン病などの基礎疾患が高齢者で増加していることも関与している.

- これらの症状は生命に関わらないために軽視されがちだが，日常生活や心理面に多大な影響を及ぼすため，原因や病態に応じた適切な治療を行うことが望ましい.

- 便失禁の原因に関する高齢者の特徴は，肛門括約筋収縮力の低下，直腸性便秘による漏出性便失禁，便秘に対する下剤の過量であり，便失禁治療の主体は，ポリカルボフィルカルシウムや塩酸ロペラミドによる便性の固形化である.

※正常な排便反射　➡ファイリングノート1　p.177参照

①便失禁の分類

漏出性便失禁	気づかないうちに便が漏れる（漏便）．	内肛門括約筋の機能低下
切迫性便失禁	便意は感じるが，トイレに行く前に漏れる．	外肛門括約筋の機能低下
混合性便失禁	漏出性と切迫性の両方の症状がある．	

②慢性便秘の分類

➡ **ファイリングノート2　p.207参照**

③下痢の分類

種類	病態	原因
滲出性下痢	腸管粘膜の炎症や潰瘍によって吸収障害や水の分泌亢進が生じるために起こる．	ウイルス性腸炎 細菌性腸炎 サルモネラ，カンピロバクター 潰瘍性大腸炎，クローン病 感染性腸炎
蠕動運動性下痢	腸管の蠕動運動の異常によって起こる．	亢進：過敏性腸症候群 低下：糖尿病，強皮症
分泌性下痢	腸管粘膜からの電解質や水の分泌が異常に亢進して起こる．	エンテロトキシン コレラ菌，赤痢，O-157 内分泌腫瘍，カルチノイド症候群 ゾリンジャーエリソン症候群
浸透圧性下痢	腸管内に高浸透圧の物質が入ることで，水が腸管内に引き込まれて起こる．	乳糖不耐症 慢性膵炎 薬剤（塩類下剤，ソルビトール，ラクツロース）

自然な排泄を促す援助

- 尿意や便意を感じてトイレで排泄するという自然な排泄ができることは，生理的な快感を得るとともに，人間の尊厳を保つために重要である．

- 排尿が少ない場合は，飲水量が十分であるかを確認し，尿が適切に膀胱に溜まって膀胱内圧が上昇して，尿意を感じて排尿反射が起きるように支援する．

- 尿が十分に溜まって尿意を感じているのに排尿できない場合は，リラックスした状態で腹圧をかけやすい体位にする．

- リラックスすることは，**副交感神経**を優位にさせ，排尿反射が促される可能性がある．

- 排尿反射を起こす副交感神経系の**骨盤神経**が起始する**排尿排便中枢**は，**仙骨部**にあるため，仙骨部に温罨法を施して温めると排尿排便反射が促される可能性がある．

- 自然な排便は，食物繊維を含んだ十分な量の食事が摂れていること，十分な水分が摂取できていること，適度な運動が行われていることで促される．

- 脳血管疾患後遺症の片麻痺などの運動障害や，認知症によって機能性尿失禁が生じている場合には，その人の排尿サイクルを観察し，排尿が予測される時間前にトイレに誘導するとよい．

- 排便習慣を整えるために，朝食後に必ずトイレに座る習慣をつけることも効果がある．

トイレ・ポータブルトイレでの排泄の援助

- トイレまでの自立歩行が困難で，坐位保持が可能である場合は，車椅子でトイレまで搬送するか，ベッドサイドにポータブルトイレを設置して，トイレへの移乗を支援する．

- 片麻痺などで衣類の着脱や排泄後の始末が困難な場合は，本人ができることはしてもらいながら支援する必要がある．

■ポータブルトイレの位置と高さ

- 片麻痺がある場合は必ず，健側のベッドサイドにポータブルトイレを置く．

- ベッドの左側に端坐位になり移乗するため，ベッドとポータブルトイレの高さは，端坐位になり足底が床につく高さにする．

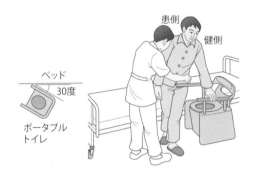

- 便座の高さは，低すぎると立ち上がりがしにくく，高すぎると，排泄がしにくいため，使用者の下腿長（足の裏からひざの裏までの長さ）を目安に設定する．

- 使いやすい便座の高さの目安は，ひざを直角に曲げて座り，足の裏の全面が床につく高さである．

床上での排泄の援助

- 坐位の保持が困難な場合や，療養上の指示で坐位をとることができない場合は，床上排泄が適用される．

1.尿器による床上排泄

①スペース的に可能な場合，看護師は患者に向かって自身の利き手が患者の足側になるようにベッドサイドに立つ．

②患者が腹圧をかけやすいように，上半身を安楽枕やベッドの挙上によってファウラー位にする．

③患者が可能な限り自力で腰を挙上するように促しながら，下着やパジャマのズボンは完全に脱がす．和式寝衣の場合は腰より上方に捲り上げる．

④バスタオルなどをかけ，身体の露出を最小にするとともに，保温に注意する．

⑤患者の腰を挙上しながら，腰の下に処置用シーツなどを敷く．

上半身30〜45°挙上

タオルケット

処置用シーツ

⑥男性の場合は，男性用尿器の受尿口に陰茎を入れ，患者自身で尿器をしっかり固定する．

⑦女性の場合は，会陰部に女性用尿器の受尿口の先端をしっかり当て，尿を尿器に誘導できるよう，トイレットペーパーを陰部から尿器へ垂らす．

⑧尿器は患者自身でしっかり固定してもらうが，患者が自分でできない場合は，看護師が尿器を持ち固定する．砂嚢を使って固定する場合もある．

[男性の場合]

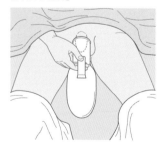

[女性の場合]

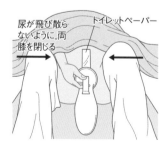

尿が飛び散らないように，両膝を閉じる

トイレットペーパー

2.便器による床上排泄

①スペース的に可能な場合，看護師は患者に向かって自身の利き手が患者
　の足側になるようにベッドサイドに立つ.

②患者が腹圧をかけやすいように，上半身を安楽枕やベッドの挙上によっ
　てファウラー位にする.

③患者が可能な限り自力で腰を挙上するように促しながら，下着やパジャ
　マのズボンは完全に脱がす.和式寝衣の場合は腰より上方に捲り上げる.

④バスタオルなどをかけ，身体の露出を最小にするとともに，保温に注意
　する.

⑤患者の腰を挙上しながら,腰の下に処置用シーツなどを敷き,便器をマッ
　トレスを押すようにして挿入する.

⑥便器の受け口の中央に患者の肛門部があるかどうかを確認する.

⑦便器の底にトイレットペーパーを敷く.

⑧患者の殿部が安定してリラックスできているかどうかを確認する.

⑨患者が一人で排泄可能な場合は，看護師はナースコールを患者の手が届
　くところに置いて，カーテンの外や室外に出るなど，可能な限り患者が
　一人になって排泄を行えるように配慮する.

［男性の場合］

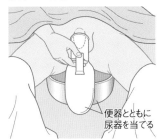

便器とともに
尿器を当てる

［女性の場合］

トイレットペーパーを陰部
前面から便器に垂らす

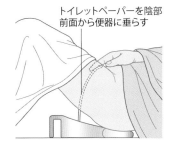

⑩排泄後は，トイレットペーパーで数回拭き取り，陰部洗浄，清拭などに
　よって陰部を清潔に保持する.女性の場合の拭き取りは，尿道口から肛
　門に向かって拭く.

⑪腰を挙上させて便器を外す.この際，尿が殿部まで流れ込んでいること
　があるため，肛門の後方までよく拭く.腰の挙上ができない場合は，拭
　き残しを防ぐため側臥位にして拭く.

⑫便器にふたをして便器カバーをかける.

⑬ディスポーザブル手袋を外し，手指衛生を行う.

⑭患者の下着をつけ，処置用シーツを外し，寝具，シーツなどの汚染の有
　無を確認する.

⑮カーテンを開け，換気を行う.

⑯新たにディスポーザブル手袋を着用し，便はトイレに捨て，使用済みの
　便器は洗浄して所定の場所に置く.

⑰ディスポーザブル手袋を外し，手指衛生を行う.

⑱記録を行う.

自然な排泄が困難な人への援助

- 自然な排尿が困難な場合には，導尿が適用され，自然な排便が困難な場合には，浣腸や摘便が適用される．

1.導尿

- なんらかの理由によって排尿できなくなってしまった患者に対し，尿道口からカテーテルを挿入して尿を排出する方法．

- 導尿には，感染予防のための清潔操作に加え，苦痛や羞恥心に対する患者への配慮が求められる．

①導尿の目的

- 導尿は，主に自排尿が得られなくなってしまった患者に対し，尿を排出する目的で行う．

- 検査や全身管理のために行うこともある．

目的	適応
尿閉の解除	前立腺肥大症，神経因性膀胱，膀胱タンポナーデによる尿閉時．
残尿測定	残尿（排尿後に出しきれなかった量）測定時．
無菌的採尿	外陰部の細菌混入を防いで（主に女性）無菌尿を採取するとき．
創部の安静と汚染防止	オペ後や褥瘡による創が尿によって汚染されるのを防ぐ．
水分出納の管理	術中・術後・心不全など，厳格な尿量測定が必要なとき．
安静	術後・重症者など，ベッド上安静が必要なとき．
薬剤注入	膀胱癌に対する膀胱内BCG注入療法時．
排尿時膀胱尿道造影	膀胱尿管逆流症に対し，排尿時の膀胱・尿道造影時．
膀胱洗浄	血尿による尿路閉塞時．

②尿道カテーテルの挿入と膀胱留置カテーテル

- カテーテル挿入は，無菌的に行われ，感染予防のために尿道口周囲の清潔を保つ必要がある．

- 外陰の消毒には0.02％ヒビテン液が用いられる．

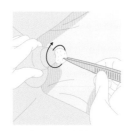

尿道口から外側へ円を描くように消毒

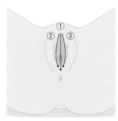

尿道口から肛門へ向けて消毒し，綿球を変えて尿道口の左右を消毒する

- 男性の場合，陰茎を垂直に持ち上げ，15 ～ 20 ㎝程度挿入する．

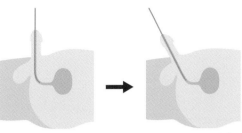

陰茎をやや上方に引っ張りながらカテーテルをゆっくり挿入

抵抗を感じたら陰茎を約60°に傾ける（尿道球部を通過させるため）

- 女性の場合，外陰部のひだを広げて，尿道口からやや斜めに4 ～ 6cm程挿入する（尿道口，膣口，肛門などがあるためよく確認して挿入する）．

- 尿が流出したことでカテーテルの先端が膀胱内に到達したことが確認される．留置のためにはさらに2 ～ 3cm挿入してからバルーンを膨らませる．

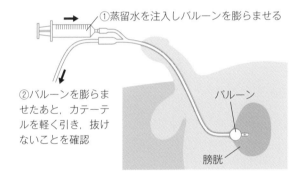

①蒸留水を注入しバルーンを膨らませる

②バルーンを膨らませたあと，カテーテルを軽く引き，抜けないことを確認

バルーン

膀胱

- バルーンには，滅菌蒸留水を注入する．生理的食塩水は，塩分によるカテーテルの素材の劣化や，塩分の結晶化によるトラブルが懸念されるため用いない．

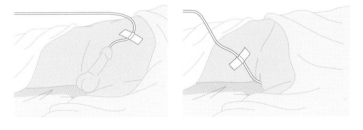

- カテーテル留置中は，逆行性感染予防のため，毎日陰部洗浄を行う必要がある．

- 膀胱洗浄は生理的食塩水を用いる．

┃ 尿路感染（CAUIT）┃

（1）カテーテル挿入部

①カテーテル挿入時に尿道口に存在する微生物が膀胱内に押し込まれる.

②会陰や直腸に存在する微生物が，カテーテルと尿道粘膜の隙間から侵入する.

（2）カテーテルライン

①接続部の閉鎖不全によって微生物が侵入する.また，操作時に医療従事者の手から侵入する.

②カテーテル内表面にバイオフィルムが形成され，そこから微生物が放出される.

（3）蓄尿袋排液口

①尿を廃棄するときに汚染された容器に排液口が接触して微生物が侵入する.

②侵入した微生物が蓄尿袋内で増殖し，カテーテルを逆行して膀胱内に侵入する.

（4）予防

①手洗いを十分に行う.

②カテーテルの接続部はできるだけ解放しない.

③蓄尿袋は常に膀胱の高さより低く保ち，尿の逆流を防ぐ.

④蓄尿袋が床に接しないように固定する.

⑤尿を捨てるときには蓄尿袋の排液口が容器に触れないように注意する.

● 尿路感染発生経路

①カテーテルの外部	・挿入時，膀胱内に菌が押し込まれて侵入. ・会陰や直腸に定着している菌が侵入.
②カテーテルの内部	・接続部の閉鎖が不完全で菌が侵入. ・バイオフィルムの形成による菌の放出.
③排液口	・菌が侵入して尿汚染.

2.浣腸

・排便を目的とした浣腸には，グリセリン浣腸と高圧浣腸がある.

‖ グリセリン浣腸の体位 ‖

- 浣腸時の体位は解剖学的特徴から浣腸液が重力に従って直腸からS状結腸，下行結腸へと流れ込みやすくなる左側臥位が最も適する．

- 立位での浣腸の場合には，肛門の位置が確認しにくいため，チューブの先端が目視できなくなるうえに，前屈姿勢となり腹圧がかかるため，チューブの先端が直腸前壁に当たりやすくなり，穿孔の危険性が増す危険がある．

- 潤滑剤にワセリンやオリーブオイルを用いる．

- 腸管の機械的損傷（腸穿孔）予防と浣腸の効果のため肛門管の長さ3〜4cmより長く，S状結腸への移行部を刺激しない6cm程度挿入する．

- 注入の速度は50mL/15秒：これ以上の速さでは排便反射が生じてしまい，遅すぎると患者が我慢できず薬液を排出してしまうため．

‖ グリセリン浣腸液の温度 ‖

- 浣腸液の温度は，内容液が直腸温より高く，43℃を超えない温度になるようにする．

- 温度が低すぎると悪寒が起こり，交感神経が興奮して血圧上昇を引き起こしたり，不快感を与えるためである．温度が高すぎる場合は，粘膜を熱損傷する危険性がある．

<グリセリン浣腸の作用>
- 浣腸で腸内に入ったグリセリンは，腸管を刺激して蠕動運動を亢進させると同時に便に浸透して便を軟化させることで排便を促す．

左側臥位

S状結腸　肛門管：3〜4cm

肛門

● グリセリン浣腸の作用

①浣腸液の注入	• 固形化した便のあるところへ，グリセリン浣腸を注入する．
②グリセリンの作用	• グリセリンが便に浸透する． • グリセリンの浸透圧により，直腸内へ水分が移動する．
③グリセリンの作用後	• グリセリンの作用により，便が軟化する． • 水分により，腸内容積が増大する．
④排便	• 腸管からの水分移動が刺激となり，蠕動運動が亢進する． • 滑りの良くなった便がスムーズに排泄される．

3. 摘便

- 摘便は，自力では排泄できない直腸内に貯留した硬便を指先で取り出し排便させる方法である．

摘便の手順

①患者は**左側臥位**とし，看護師は患者の右側のベッドサイドに立つ．

②周囲の汚染や患者の保温やプライバシーの保護に注意し，環境を整える．

③看護師はディスポーザブル手袋を着用し，示指に潤滑油（グリセリン）をつける．

④患者に口で深呼吸をするように促し，肛門部周囲を看護師の示指でマッサージして，肛門括約筋の緊張をほぐす．

⑤示指をゆっくり肛門に挿入し，直腸癖に沿ってらせんを描くように動かし，便塊に触れたら，腸壁からゆっくり剥がすように少しずつ砕き出す．

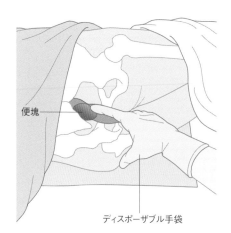

便塊

ディスポーザブル手袋

⑥便塊を排出後は静かに力むように促す．

⑦排泄後は，トイレットペーパーで便を十分に吹き取り，肛門部を清潔にして，便を始末してからディスポーザブル手袋を外して手指衛生を行い，患者に下着をつけ，体位を整える．

⑧換気を行い，汚物を処理し，手指衛生を行って記録する．

尿失禁・便失禁がある人への援助

- 床上で腰を上げることが困難で便器の差し込みができない場合や, 尿意・便意がみられず, 排泄時間の予測が困難な場合は, おむつが適用される.

おむつ交換

①おむつ, 尿取りパッド, おしりふき(トイレットペーパーやウエットティッシュタイプのおしりふき), タオル(患者にかけるため), 廃棄物入れを用意する.

②感染対策のため, 看護師は手袋とエプロンを着用する.

③おむつと尿取りパッドは, それぞれ左右に引っ張り, ギャザーをしっかりと立たせる(排泄物の横漏れを防止するギャザー機能を有効にするため).

④おむつと尿取りパッドを細くなっている部分に合わせて重ねる.

※女性で坐位をとる時間が長い場合, 排泄物が前方に貯留するので, 尿取りパッドを前のほうに少しずらしておく.

⑤尿取りパッドの背面側のバックシート(不織布の部分)を後面に折りたたむ(バックシートは排泄物を吸収しない. 折りたたむことにより排泄物が吸収体に流れて吸収しやすくなる).

● **テープ止めおむつのあて方と3つのポイント**

> - おむつ選びで最も大切なのは, 体に合わせたサイズを選ぶこと.
> - おむつのサイズが体に合っていないと, 漏れや肌トラブルの原因になる.
> - テープ止めタイプのおむつの場合は, テープの固定をウエストではなく殿部の上で行うため, ヒップサイズを基準にしておむつを選ぶ.
> - 尿とりパッドを立体ギャザーの内側に収まるように入れる.

⑥体を横向きにして, おむつの中心を背骨の位置に合わせるように置く. おむつのテープが体に付かないように折っておく.

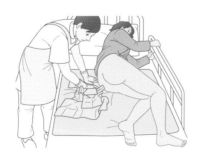

⑦体をゆっくりとあお向けに戻し，尿取りパッドを引上げる．

・尿取りパッドの立体ギャザーを両手で軽く持ち，脚のつけ根に沿うよう
に引上げる．

⑧テープ式の漏れ防止の立体ギャザーが脚のつけ根に沿うよう，引き上げる．

・おむつのギャザーをしっかりと立たせ，鼠径部に沿わせるようにする．

・尿取りパッドを上から軽く押さえ，ズレないようにしながら，しっかり
と止める．

・まず下側のテープを左右順番に止め，次に上側のテープも左右順番に止
め，体に合わせる．

・テープを止めた位置が，左右対称になるように確認する．

● **おむつ装着のポイント**

漏れない工夫	・女性は尿が殿部に回り込むため，おむつの殿部側を厚くし，男性は前方を厚くする． ・尿取りパッドを使用するときは，男性では陰茎を包み込むようにする．
	 尿取りパッドを円錐形にする　先端に隙間をつくらない　尿取りパッドで陰茎を包む．　その上からおむつをする ・便失禁の場合は，便専用パッドを用いる．
ADLへの配慮	・股関節の動きを制限しないように，締めつけない．
不要な汚染防止	・排泄物が多いと，おむつの中いっぱいに広がってしまうので，腹部までおむつに覆われると覆われた部分まで濡れてしまうことになる．したがって，おむつは臍下までにとどめる．

⑨おむつのテープはしっかりとクロス止めをする
（クロスで止めることで，身体へのフィット性
が格段にアップする）．

お腹まわりが細い場合	上のテープを斜め下向きにする．
脚まわりが細い場合	下のテープを斜め上向きにする．
体全体が細い場合	上下のテープを交差させて止める．

＊いずれの方法も，テープを止めた位置が左右対称になるように注意
する．

4. 日常生活援助技術／D. 活動と運動

活動と運動に影響する要因

- 家事，庭仕事，通勤のための歩行などの日常生活活動，余暇に行う趣味・レジャー活動や運動・スポーツなど，すべての身体活動が健康に欠かせないものと考えられるようになっている．

- 身体活動や運動量が減少する要因には，家事や仕事の自動化，交通手段の発達，VDT作業など就労時の作業形態の変化，小児期からのテレビゲームなどの非活動的余暇時間の増加が挙げられるが，疾病によって高熱や疼痛がある場合や，運動器系の障害が生じている場合，低栄養によって筋肉量の減少が生じること，長期安静臥床など不活発な状態が長期に続くことも影響する．

- 長期安静臥床など不活発な状態が長期に続くと，関節拘縮や筋肉量減少など廃用性萎縮が生じ，日常生活動作（ADL）の自立が困難となり，ますます不活発になるという悪循環が生じる．

- 自分でADLを行う体力や気力が不足している状態を活動耐性低下という．

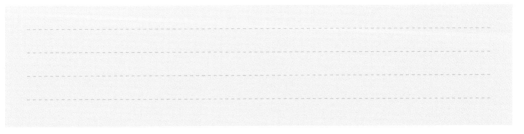

活動と運動のアセスメント

- 活動や運動が障害されると，その人らしい生活が維持されにくく，社会参加が困難となり，QOLや自尊感情の低下につながる可能性がある．

- 活動と運動のアセスメントは，日常生活動作(ADL)の評価，本人が日常的に行っている活動や社会参加の状況を観察すると同時に，徒手筋力テスト(MMT)や関節可動域(ROM)，神経学的な症状(運動失調，小脳失調症)などからのフィジカルアセスメントを行う．

1.ADL

- 日常生活動作(ADL)は，身の回りの動作，生活関連動作，移動動作，コミュニケーション，社会生活行動に分類され，BADL，IADL，AADLに分けられる．

- 寝た位置から起き上がり，立って歩くまでの動作移動に関する動作と，食事や更衣などの身の回りの生活動作を基本的日常生活動作(BADL)という．

- 一般にADLとBADLは同義に用いられているが，狭義では身体の自立度を見る場合に，複雑な能力を含み，より高いQOLの充足に関与する手段的日常生活動作(IADL)や拡大的日常生活動作である(AADL)と区別するために用いられる．

- 手段的日常生活動作(IADL)は，家事を行う，電話をかける，自動車を運転するなどである．

- 拡大的日常生活動作(AADL)はゲートボールなど趣味活動をする，知人宅を訪問するなどである．

● 主なADL評価法

Barthel Index バーセルインデックス	• 本人ができる日常生活動作をはかる方法． • 10項目を4段階100点満点で採点し，点数が高いほど自立度が高いと判定される．
FIM	• 日常生活において，本人が実際にしている日常生活動作をはかる方法． • FIM評価法は，運動項目13個と認知項目5個の計18項目で構成され，各項目は1～7点の7段階で採点され，満点は126点で．総合得点が高いほど自立度が高いと判定される．
Lawtonの尺度	• 手段的日常生活動作(IADL)を図る方法． • 全8項目をそれぞれ3～5段階で評価し，点数が高いほど自立度が高いと判定される．
老研式活動能力指標	• 手段的日常生活動作(IADL)を図る方法． • 日本における退職後の高齢者の生活能力を把握するために開発された． • 13項目があり，すべての項目に「はい」「いいえ」で回答する． • 13点満点で採点され，点数が高いほど生活自立度が高くなる．

● **FIMの評価尺度，評価項目及び評価内容**

レベル	自立 7：完全自立（時間，安全性を含めて） 6：修正自立（補装具などを使用）		介助者なし
	部分介助 5：監視または準備 4：最少介助（患者自身で75%以上） 3：中等度介助		介助者あり
	完全介助 2：最大介助（25%以上） 1：全介助（25%未満）		

評価項目		内容（要点のみ抜粋）
セルフケア	食事	咀嚼，嚥下を含めた食事動作
	整容	口腔ケア，
	入浴	風呂，シャワーなどで首から下（背中以外）を洗う
	更衣（上半身）	腰より上の更衣及び義肢装具の装着
	更衣（下半身）	腰より下の更衣及び義肢装具の装着
	トイレ動作	衣服の着脱，排泄後の清潔，生理用具の使用
排泄管理	排尿	排尿コントロール，器具や薬物の使用を含む
	排便	排便コントロール，器具や薬物の使用を含む
移乗	ベッド，椅子，車椅子	それぞれの間の移乗，起立動作を含む
	トイレ	便器へ（から）の移乗
	風呂，シャワー	風呂おけ，シャワー室へ（から）の移乗
移動	歩行，車椅子	屋内での歩行，または車椅子移動
	階段	12〜14段の階段昇降
コミュニケーション	理解	聴覚または視覚によるコミュニケーションの理解
	表出	言語的または非言語的表現
社会的認知	社会的交流	他患者，スタッフなどとの交流，社会的状況への順応
	問題解決	日常生活上での問題解決，適切な決断能力
	記憶	日常生活に必要な情報の記憶

道免和久ほか：機能的自立度評価法（FIM）．総合リハビリテーション，18（8）：628，1990．

● **ADL**

食事動作	・急性期臥位からバックレストやギャッチベストを使用して支え，坐位が可能になった時点から，食事動作の一部は自分でできるようになる． ・食事の4動作：①スプーン，フォーク，箸の使用，②食べ物をすくって口に運ぶ ③食べ物をすくうとき，器を固定する，④コップから飲む
更衣動作	・更衣動作は車椅子上で坐位がとれれば練習することができる． ・入院中であっても，食道や訓練室へ行くときはパジャマを着替えたほうが清潔であり，心理的にも気分が変化してよい． ・更衣：①衣服の選択・改良，②上衣・ズボンの着脱，③靴・靴下の着脱
整容動作	・整容動作は，洗面所へ行く，用具を整えるなどの準備段階で介助を要するときは，できることも手伝ってしまいがちである． ・ベッド上でも顔を拭く，髪をとかす，歯を磨くなどできることは，なるべく自分でやろうとする気持ちと，機会を作ることが大切である． ・整容の4動作：①タオルで顔を拭く，手を洗う，②水道栓をひねる　③歯磨き，ひげそり，洗髪　④爪切り
入浴動作	・排泄動作と同様に起居・移動動作に大きく影響される動作である． ・病院生活では大きい浴室，短い入浴時間などのため，家庭の入浴方法とは異なる． ・入浴動作：①浴室内での移動，②浴槽への出入り，③洗体

163

2.運動失調

- 運動失調とは，目的の運動に関係するさまざまな動きの協調性が悪くなるため，それを円滑にできなくなる病態であり，手足の麻痺がないにも関わらず，種々の動作や運動が正しく円滑にできなかったり，ふらついてまっすぐに歩けない状態を指す.

運動失調の原因		・大脳，小脳，前庭，脊髄，末梢神経などの障害 ・医薬品による副作用
運動失調による症状	協調運動不能	・筋力低下はないのに，多くの筋肉が互いに力を合わせて働くことができなくなり，そのために姿勢や体の平衡を維持することや，動作を円滑に行うことができない. ・衣服の着脱や字を書くことなどがうまくできない.
	平衡障害	起立したときの安定が悪く，足を開いて立ち，片足立ちができなくなる.
	体幹失調	坐位でも躯幹が動揺して安定しない.
	失調性歩行	歩くとよろけるため歩行が不自由になる.
	測定障害	物を取ろうとするときに目測を誤る.
	企図振戦	物を取ろうとするときに手が震えてうまくつかめなくなる.
	爆発性言語	爆発的に急に言葉が出る.
	不明言語	一語一語の区切りが悪い.
	断綴言語	言葉が断続的になる.

3.小脳失調症

- 小脳およびそれと密接な連絡をもつ脳幹・脊髄の障害により運動を円滑に遂行できない状態で，起立時に体が不安定で動揺するため，足を広く開く.

- 歩行も手足の動きがばらばらで協調がとれず，開脚で酔ったときのように千鳥足となる(**酩酊歩行**).

- 物を取ろうとしてもさっと手が届かず，ぎくしゃくと振れたり(運動解体)，行きすぎたりする(**測定障害**).

- 手の回内・回外などの反復運動は非常にぎごちなく時間がかかる(変換運動障害).

※小脳性運動失調症：言語障害，手の巧緻動作障害，めまい，歩行時ふらつき

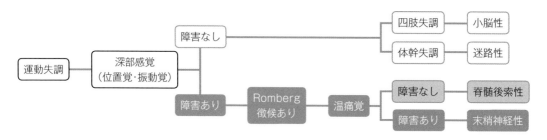

- 小脳の障害に伴う運動失調と似た症状は，内耳の一部である前庭の障害，深部覚の障害などでも認められる.

- 頭部の加速度を感知する前庭系が障害されると，急性期には強いめまいと，吐き気等を伴い，開眼した状態では回転するようなめまいにおそわれ，臥床して閉眼するとこれらの症状は軽くなる（メニエール病，前庭神経炎，良性発作性頭位眩暈症の急性期）.

- 深部覚の障害をきたす末梢神経障害や頸髄後索の障害でも運動失調をきたす.

- 視覚情報の処理や，物体の運動の追跡などに関わる視覚連合野である大脳頭頂葉の障害では，見ているものをつかめないなどの，運動失調に似た症状をきたす.

- 小脳の投射路が障害されると，体の一部に強く現れる運動失調をきたす（脳血管障害，外傷，脱随疾患，腫瘍など）.

- 慢性アルコール中毒，薬物中毒，感染症に伴う小脳炎，代謝障害，自己免疫性機序によるもの，悪性腫瘍などに伴う小脳の障害（二次性運動失調症）では，初期には小脳正中部（小脳虫部）の障害を示す起立歩行のふらつきが最初にあらわれ，小脳半球へ病変が拡大するにつれて四肢の巧緻運動，構音や嚥下機能（ことばや飲み込みの機能）等の異常へと進展する. 脊髄小脳変性症にみる小脳症候もこのような進展を示す.

4.関節拘縮

- 関節ごとの関節運動が難しくなった状態のことを拘縮あるいは関節可動域制限とよぶ.

- 関節が正常に動かなくなる原因はさまざまだが，軟部組織性の関節可動域制限を一般的に拘縮とよぶ.

拘縮の代表的な原因	• 廃用症候群などの不動によるもの. • 筋緊張の異常な亢進（痙性など）. • 疼痛による長期間の不動によるもの. • 浮腫. • 皮膚組織の短縮（火傷のケロイド，外傷による皮膚組織の瘢痕化など）. • 靭帯損傷後. • 脳卒中後遺症などによる運動麻痺.

活動と運動を促す援助

- 個人がもつ活動と運動に関連する看護ニーズに応じて援助を行う必要があるが，自立性を尊重するため，本人ができることを確認し，不足しているADLについて支援を行う.

- 廃用症候群の予防や，活動と運動が不足している原因に応じて，必要な支援を行う.

- 自立歩行が不可能でも，車椅子などの移動手段を利用した活動の機会や社会参加の機会を増やせるよう援助する.

1.廃用症候群の予防

(1)関節拘縮予防の方法
- 関節可動域訓練：関節を徒手的(多動的)に動かすことで関節の可動域を維持する.
- 動作練習：各関節を日常生活の中でしっかりと関節を動かすことが最善の予防策になる.
- ポジショニング・体位変換

(2)筋肉訓練法

①等尺性筋収縮(等尺性運動)	・筋肉の長さが変わらない状態で筋肉が収縮した状態. ・関節を動かせない場合に適した筋収縮.
②等張性筋収縮(等長性運動)	・筋に一定の張力がかかった状態で筋肉が収縮し，筋の長さが短縮する状態.
③等速性筋収縮(等速性運動)	・筋収縮を常に一定の速さで行う.

2.移動動作・移乗動作と介助

● 対麻痺患者（全介助）のベッドから車椅子への移乗

1

////は患側

4

2

5

3

6

● 片麻痺患者（自立）のベッドから車椅子への移乗

1 　　/////は患側

2

3

4

● 片麻痺患者（自立）の車椅子からベッドへの移乗

1 　　/////は患側

2

3

4

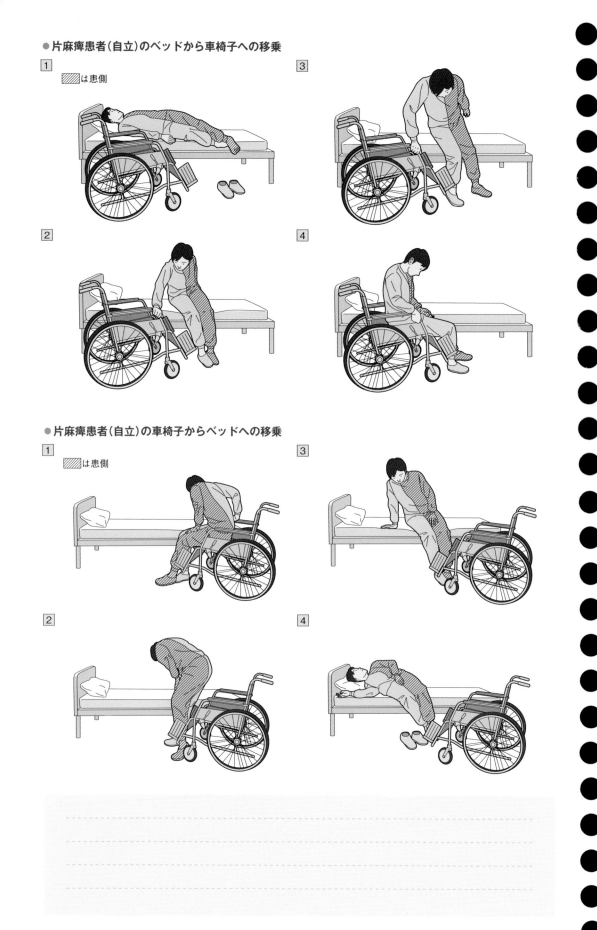

168

3. 歩行の介助

- 移動する距離が短い場合や，転倒の危険性が高い場合に有効な歩行介助法は，介助者と患者が向かい合って立ち，両手を繋いで介助者が後ろ向きに歩く**手歩き歩行介助**を行う．

- 片足を骨折するなど，もう片方の足で立つことが可能な場合，脚の筋力が衰え，力が入らない場合，立った姿勢を維持することができない場合などでは，**杖歩行**の介助を行う．

- T字杖や四脚杖，ロフストランドクラッチ，ステッキなど身体状況に合わせて杖の種類はさまざまであるが，杖を使用している患者の歩行介助は，基本的に同じである．

▨は患側

- 介助者は患者が杖を持つ側とは逆側に立ち，視線は患者と同じ進行方向を向いて，患者の脇下に手を差し入れ，手首を軽く握りながら，被介護者の身体を支える．

- **片麻痺**がある場合は，患者の**健側**で**杖**または**手摺**などを持たせ，介助者は麻痺のある側に立ち，手を患者の腰に置いて身体を支える．

- 患者がバランスを崩したときに，身体を支えきれず転倒するおそれや，自尊心を傷つける可能性があるため，介助するときに患者の衣類を掴まないようにする．

- 片麻痺のある場合の歩行介助は，患者の健側に重心が傾き過ぎないように注意し，バランス良く歩行移動できるように配慮する必要がある．

●杖歩行の方法

①3動作歩行

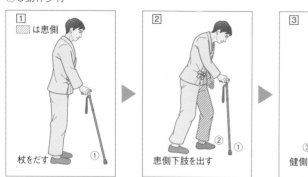

①	②	③
杖をだす	患側下肢を出す	健側下肢を出す

（□は患側）

常に体重が2点で支えられているので安定がよい.

②2動作歩行

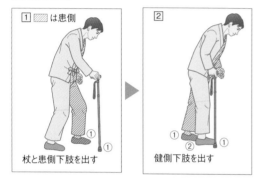

①	②
杖と患側下肢を出す	健側下肢を出す

（□は患側）

③段差（階段）での杖歩行

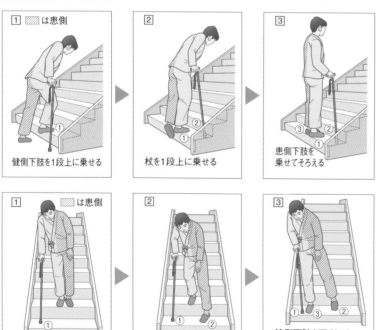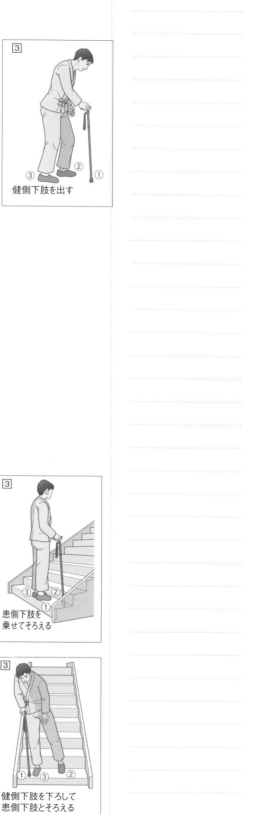

①	②	③
健側下肢を1段上に乗せる	杖を1段上に乗せる	患側下肢を乗せてそろえる

①	②	③
杖を1段下に下ろす	患側下肢を下ろす	健側下肢を下ろして患側下肢とそろえる

（□は患側）

●患者がバランスを崩しそうになった場合の対応

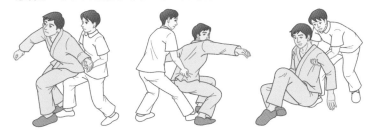

4. 歩行器使用時の歩行介助

・歩行器は，立位はとれるが杖ではまだ不安定な場合に用いる.

・歩行器はキャスター付き歩行器と，キャスターなしの交互型歩行器がある.

・交互型歩行器は，両手で左右交互に前方へ動かして移動するため，上肢の力が強くないと使用できない.

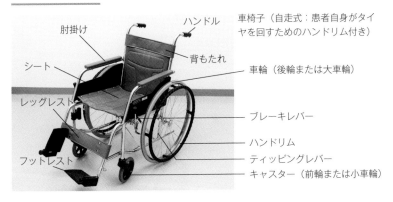

5. 車椅子での移送

肘掛け　ハンドル　車椅子（自走式：患者自身がタイヤを回すためのハンドリム付き）

シート　背もたれ

レッグレスト　車輪（後輪または大車輪）

フットレスト　ブレーキレバー

ハンドリム

ティッピングレバー

キャスター（前輪または小車輪）

・車椅子でエスカレーターや坂道を下るときには，後ろ向きに進行する.

・車椅子でエスカレーターや坂道を上るときには，前向きに進行する.

・路面に凹凸がある場合には，キャスターの引っ掛かりによる振動や転倒を防ぐために，介助者がキャスター上げを行い，大車輪を使ってゆっくり進む.

・段差を昇る場合は乗車者を後方から引き上げると，車椅子から転落の危険性が高い.

- 一般的には進行方向に車椅子を向けて，介助者がキャスター上げを行い，段の上にキャスターを載せ，その後ハンドル部分を持ち上げて大車輪を上の段に乗せ移動する．

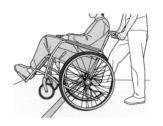

- 細かい段差がある場合，キャスターの引っ掛かりによる振動や転倒を防ぐために，介助者がキャスター上げを行い，大車輪を使ってゆっくり進む．

- 患者の健側の頭側のベッドサイドに対して20〜30°の位置に車椅子を置く．

車椅子生活に適切な環境	①廊下の幅：90cm以上 ②車椅子と人がすれ違う通路の幅：140cm ③回転のための幅：150cm以上 ④スロープの勾配：1/12(約4.5度)以下． ⑤洗面台の下部空間の高さ：66〜70cm程度 ⑥エレベーターの奥行き：110cm以上． ⑦エレベーターのボタンの高さ：100cm ⑧玄関の幅：80cm以上

6.ストレッチャーによる移送

- 患者をストレッチャーに移乗後，輸液ライン・ドレーン類がある場合，安全な状態にあるか確認する．

- 掛け物をかけ，ストレッチャーの柵を上げ，ストッパーを外す．

- 基本的に患者の足元側から進む．

- 適切なかじ取り・スピードで患者の安全を確保しながら目的地へ運ぶ．

- 曲がり角の場合は，頭部の揺れや気分不快をできるだけ少なくするため，頭側を軸にして足側を回転させ，カーブにさしかかる前に減速しながらゆっくりと曲がる．

- 傾斜路の場合は，上がる際は頭側から上り，下る場合は足側から下るようにする．

- 段差がある場合は，振動が発生するのを最小限にするため，車輪が段差に乗る前に一度停止し，少し車輪を持ち上げる．

4. 日常生活援助技術／E. 休息と睡眠

休息と睡眠に影響する要因

- 休息と睡眠は，人間の基本的欲求のなかの生理的ニードであり，十分な休息や睡眠をとることは疲労から回復させて，ホメオスタシスの機能を正常に整え，活動を促すことにつながる．

- 休息や睡眠は，**副交感神経**が優位になっている状態で行われるため，不規則な生活，人間関係や仕事，パソコンやスマートフォンの使用などによる様々なストレスによって交感神経が刺激されると，適切な休息や睡眠をとることができず，疲労から回復できないため，健康障害につながる．

- 睡眠には，脳の松果体から分泌される**メラトニン**が深く関わっている．

- メラトニンは，朝，目に太陽の光が入ると分泌が低下して覚醒し，およそ15時間後に再度分泌が高まることで人は自然な眠りに誘導される．不規則な生活や日中に光を浴びない生活を続けていると，メラトニンの分泌がうまくいかず，睡眠障害の原因になる．

- メラトニンは脳内のホルモン分泌のコントロール中枢である視床下部に作用するため，睡眠が乱れるとあらゆるホルモンも影響を受け，ホルモンバランスの乱れが生じる．

- 高齢者ではうつ病・認知症・アルコール依存症なども多く，これらの精神疾患によっても睡眠障害が生じる．

- 若い頃には影響がなかった生活習慣(運動不足・夜勤など)や嗜好品(カフェインの入った飲み物やアルコール類)でも加齢とともに睡眠障害の原因となることがある．
  ➡ ファイリングノート1　p.218参照

休息と睡眠のアセスメント

- 休息と睡眠は，全身を安静にして副交感神経を優位にし，身体の組織の修復を行う同化反応を活性化させる．

- 日本人を対象にした調査(「国民健康・栄養調査」)によれば，5人に1人が「睡眠で休養が取れていない」，「何らかの不眠がある」と回答している．

- 加齢とともに不眠は増加し，60歳以上では約3人に1人が睡眠問題で悩んでいる．

- 通院患者の20人に1人が不眠のため睡眠薬を服用しているという報告もある．

- 休息や睡眠に関する感覚は患者の主観であり，睡眠障害を客観的にアセスメントするためには，本人からの自覚症状や関連因子となる情報を詳細に聞き取り，休息や睡眠の状態を観察する必要がある.

1.レム睡眠・ノンレム睡眠

- 睡眠は，ノンレム睡眠とレム睡眠の2相が交互に現れ，2相を合わせて成人で約90分の周期で，入眠から覚醒までおよそ4〜6回くり返される.
➡ ファイリングノート1　pp.58-59参照

2.睡眠障害

- 睡眠障害は，身体疾患からも生じることもあるが，精神的要因で生じるものがある.

- 睡眠の異常には，不眠症，過眠症，ナルコレプシー，概日リズム睡眠障害，睡眠時無呼吸症候群(SAS)がある.

- 不眠は，寝つきの悪い入眠障害，眠りが浅く途中で何度も目が覚める中途覚醒，早朝に目が覚めてしまう早朝覚醒，ある程度眠ってもぐっすり眠れたという満足感(休養感)が得られない熟眠障害の4つのタイプに分けられる.

- 過眠症は，少なくとも7時間以上持続する睡眠がとれているにもかかわらず，昼間の過剰な睡眠，睡眠発作(日中に強烈な眠気に襲われ眠り込んでしまう)，覚醒時間の遅延などがある.

- ナルコレプシーは，昼間の過剰な眠気を中心に，情動脱力発作(強い感情に伴って身体の脱力が急激に生じる)，睡眠麻痺(金縛り)，入眠時幻覚などがみられる.

- 概日リズム睡眠障害は，時差ぼけや労働条件に関連した，睡眠時間帯のずれである.

- 睡眠中に起こる望ましくない身体現象を睡眠時随伴症状(パラソムニア)といい，睡眠時遊行症，夜驚症，悪夢，レム睡眠行動障害がある.

- 睡眠時遊行症は，深いノンレム睡眠期に十分覚醒せずに歩き回るもので，小児に多くみられる.

- 夜驚症は，深いノンレム睡眠期に不安を伴って覚醒し，泣き叫ぶもので，小児に多くみられる.

- レム睡眠障害は，レム睡眠時に暴力的行動などが出現するもので，高齢男性にみられやすい.

- 不眠が続くと不眠恐怖が生じ，緊張や睡眠状態へのこだわりのために，なおさら不眠が悪化するという悪循環に陥りやすい.

■不眠の原因

- 不眠の原因には，不適切な睡眠習慣，不適切な床上時間，日中の活動量の減少，睡眠状態誤認などがある．

- 睡眠前に飲酒する場合，入眠が促される場合もあるが，逆に覚醒を促す場合もあり，効果的とはいえない．

- 生活時間が不規則なために生じるサーカディアンリズムのずれのための不眠では，定時に就寝してもなかなか寝付かれず，不眠感を強めることがある．

- 夜間の不眠を訴えている場合，昼寝をするとますます夜間の不眠が増長してしまう危険性がある．

- 不適切な睡眠習慣としては，寝る前にリラックスしようとして，カフェイン(緑茶, 紅茶, コーヒー), ニコチン(タバコ)を摂取することがある．

- カフェインやニコチンには覚醒作用があり，寝つきがかえって妨げられる．

- アルコールには寝つきを促す作用があるが，中途覚醒を増加させる．

- 寝不足を取り戻そうとして，普段より長く寝床に居続けることは，不適切な床上時間となる．

- 一晩にとれる眠りの量や寝付けるタイミングは一人ひとり異なり，普段より長く寝床で過ごすと，眠りが浅くなり中途覚醒が生じやすくなる．

- 普段より早く寝床に入っても寝つけず，イライラ・心配しながら床の中で過ごすことは，さらに寝つきを悪化させる．

- 不眠が続くと，意欲がそがれ，気分がすぐれず，日中の活動量は低下しがちだが，日中の活動量が減ると，寝つきが悪くなり，眠りが浅くなる．

休息と睡眠を促す援助

- 睡眠のメカニズムはまだ解明されていない部分も多いが，ホメオスタシスと体内時計機構（サーカディアンリズム）が関係していることは明らかになっており，これらを利用することで睡眠障害の改善に効果が期待できる.
  ➡ファイリングノート1　p.43参照

- サーカディアンリズムは日光の照射に影響をうけるので，日光浴をすることでサーカディアンリズムを正常化することが期待できる.

- 起きている間に，できるだけたくさん体と頭を動かすほど，眠りの必要性が高まり，疲労回復や学習定着に役立つ良質な睡眠が促される.

- 慢性不眠症では，実際の（客観的な）睡眠時間と，自覚的な睡眠時間が一致しないことがあり，自覚的睡眠時間を非常に短く感じる睡眠状態誤認が生じる. 眠れないことへの恐怖感から，眠ろうと努力すればするほど，不眠はかえって悪化する傾向がある.

- 慢性不眠症の治療は，まず不適切な睡眠習慣や対処法を見直すことから始まる.

- うまく寝つけない場合には，いったん寝床を離れ緊張をほぐし，眠気がやってきたら寝床に入り直す方法も効果的である.

- 眠りが不十分であっても，決まった時刻に起床することで，翌日は体が休もうとする力が高まり眠りを促す.

- 睡眠は副交感神経優位の状態で促される. 入眠前に温かい飲み物を飲んでリラックスさせると同時に，体内温度を上昇させて交感神経の興奮を抑えることや，微温湯（40℃前後の湯）による入浴や足浴を実施して末梢血管を拡張させることは，副交感神経を優位にさせるため効果的である.

4.日常生活援助技術／F.清潔と衣生活

清潔と衣生活に影響する要因

- 清潔を保持することの目的は，①皮膚・粘膜・感覚器官の正常な状態を維持し，新陳代謝を高める，②感染を予防する，③汚れを取り除くことにより爽快感が得られ，精神的に満足できるなどがある．

- 着衣の目的は，①皮膚を保護し，清潔を保つことにより，皮膚機能を高める，②衣類気候による体温調節を行う，③生活行動を機能的にする，④活動の目的や場所にあった服装によって，より良い人間関係を形成する，⑤装飾的・審美的機能により満足感を得ることなどである．

- 清潔と衣生活が障害される要因には，身体疾患により活動が制限されて清潔行動や衣生活行動ができない場合や，精神活動の低下によって意欲がわかないことなどがある．

清潔と衣生活のアセスメント

1.清潔

- 身体が清潔に保たれているか，入浴回数，方法，ADL，麻痺の有無，爪・鼻腔・口腔の保清は保たれているか，尿・便失禁の有無などを観察し，不足するケアに対する支援を行う．

- 入浴は，全身の清潔保持と血行促進に効果が大きい一方で，循環器系に影響し，溺水などの事故も起こりやすく，危険が伴う．

●入浴の三大効果

①静水圧効果	・水中では水面からの深さに応じて身体に静水圧が加わる（腹囲が3〜5cm，ふくらはぎで1cmくらい縮むほどである）． ・水圧により，末梢から心臓への血液還流が促されて血行がよくなる一方で，心負担は増えるため，心負担をかけたくない場合は，半身浴とする．
②浮力効果	・水中では水の浮力によって体重が空気中の1/9くらいになるため，腰やひざへの負担が小さくなって動きやすくなる． ・水の浮力によって，肥満や高齢者に多い変形性膝関節症の人でも関節に負担をかけずに運動することができる． ・一方，片麻痺などがある場合には，浮力でバランスを崩して溺水の危険性があるので，半身浴とする（麻痺の程度によっては半身浴でも危ない場合がある．姿勢の保持を介助すること）．
③温熱効果	・高温のお湯につかると，交感神経が優位になり，新陳代謝を促進し身体にたまった疲労物質や老廃物の排出を助けるが，血圧は上昇し，血糖値も上昇する危険性がある． ・微温湯（39℃〜40℃）につかることで副交感神経優位になり，精神的に安らいで落ち着いた気分になり，血圧も低下する． ・40℃の湯に15分浸かると深部体温が0.5℃上昇し，脳の視索前野の温度が上がり，深い眠りにつながるデルタ波という脳波が増えるという研究報告がある．

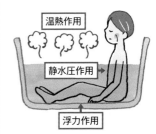

温熱作用

静水圧作用

浮力作用

● 入浴事故の発生機序

入浴急死の三大死因：心疾患，脳血管心疾患，溺水

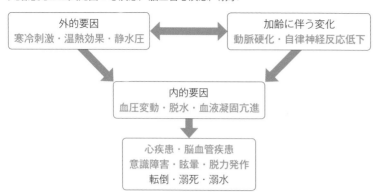

2.衣生活のアセスメント

- 身だしなみが整えられているか，適切な着衣によって体温が生理的範囲内に維持されているかなどを，バイタルサイン，療養環境の温度，湿度，空調状況などを確認し，不足するケアに対する支援を行う.

清潔行動・衣生活の自立困難な人への援助

1.清潔行動の援助

(1)入浴・シャワー浴

- 入浴やシャワー浴を介助することは，全身の清潔を保つためのケアであるとともに，全身に異常がないかをチェックできる機会でもある.皮膚の乾燥や傷，湿疹の有無，骨の突出した部分の発赤や水泡，潰瘍の有無など，全身の観察を行う.

①入浴

- 空腹時の入浴は，水分不足や血糖値の低下を引き起こし，めまいや貧血などの体調不良のおそれがあり，食事後すぐの入浴は消化不良の原因となるため，入浴するタイミングに注意する.

- 急な温度の変化で血圧が大きく変動し，ショック症状を起こす**ヒートショック**を引き起こす危険性が高まることから，入浴前に浴室や脱衣所を温めておく.とくに冬場はヒートショックを起こしやすいので，脱衣所への小さめの暖房器具の設置や，浴室暖房の活用などの対策を行う.

入浴前	①主治医の同意が得られているかを確認する． ②入浴可能な全身状態であるかを確認する． ③脱水や熱中症を予防するため水分補給を行う． ④浴室と脱衣所を温めておく（22〜25℃）． ⑤浴槽にお湯をはり，必要なものを準備する．湯温は39〜40℃とする． ⑥排泄をすませてもらってから患者を脱衣所に移動する．
入浴中	①床や椅子など，肌が触れるところにお湯をかけて温める． ②足元に注意して椅子に座ってもらう．手すりがあればつかまってもらう． ③介助者がお湯の温度を確認し，声をかけてから本人にも確認してもらう． ④適温であることが確認できたら，声かけをしながら，心臓に負担をかけないように，足元からゆっくりお湯をかけていく．シャワーのお湯の温度は，38〜40℃とする． ⑤「髪→顔→上半身→下半身」の順にやさしく丁寧に洗い，流し残しがないようにしっかりとすすぐ． ⑥全身を洗い終えたら，手すりにつかまってもらうか体を支え，ゆっくりと浴槽に入ってもらう．温熱効果で末梢血管が拡張して低血圧を起こしたり，血圧が上昇するのを避けるため，お湯に浸かるのは5分程度にする． ⑦足元に気をつけながら，ゆっくりと浴槽から出る．
入浴後	①濡れた体や頭をタオルでしっかりと拭き取る．転倒防止のため，足の裏まで丁寧に拭き取る必要がある． ②椅子に腰かけてもらい，無理のないようにゆっくりと着替えを行う．必要に応じて，保湿剤や軟膏を塗布する． ③脱水症状の予防のため，水分補給を行う． ④入浴前と同じように全身状態の確認を行う．

②シャワー浴

• シャワー浴は入浴に比べてエネルギー代謝率が少ないため，夏の簡易入浴，高齢者の体力消耗の軽減，病状や身体機能の低下によって入浴動作の困難な患者に対して行われる．

• シャワー浴では，浴槽に入らないために温熱効果が入浴より低いので，患者の体温の低下や転倒の危険性を軽減するために，素早く適切な看護が求められる．

シャワー前	①主治医の同意が得られているかの確認をする． ②患者のシャワー浴に対する理解と同意があるかを確認する． ③食事摂取後や検査時間と重なることを避け，適切なシャワー浴の時間を確保し設定する． ④シャワー浴可能な全身状態であるかを確認する． ⑤使用する着替えや，チェアーや滑り止めマットなどの備品の準備を行う． ⑥排泄をすませて待機してもらう． ⑦創部やドレーン挿入部位など汚染を防止し漏らしてはならない部分がある際は，フィルムドレッシング材を貼付し，汚染防止を行う． ⑧浴室床の段差や転倒に注意しながら移動を行う．
シャワー中	①湯の温度を調節する（38〜40℃）． ②湯の温度を確認しながら，患者の身体にかける． ③シャワー浴中，浴後に患者の体を冷やさないように注意する．体温を保ちやすい首にタオルやシャワーの湯をかけるなど，体温を下げないよう配慮する． ④患者の意向に沿った手順や方法で洗体を行っていく． ⑤褥瘡や創部は力加減や温度により気を付けながら患部を洗っていく． ⑥再度，湯の温度を確認しながら，患者の身体にかける．
シャワー後	①滑らないように注意しながら，チェアーからの立ち上がりや，浴室内の移動の介助を行う． ②シャワー浴後は保温に注意するため，体表面の水分を手早くタオルで拭き取る ③皮膚状態をチェックし，必要であればドレッシング材の交換や薬の塗付を行う． ④脱水予防のために，水分補給を行う． ⑤疲労感などを観察しながら，バイタルサインを再度測定する．

③機械浴

・機械浴とは，自力での入浴が困難な方の入浴をサポートする機器や，その機器を使った入浴方法のことで，ハーバード浴(特殊浴槽)ともよばれ，ストレッチャー浴，チェアー浴，リフト浴の3種類に分けられる．

・ストレッチャー浴，チェアー浴，リフト浴のいずれも，転倒・転落の防止への配慮が必要である．

(2) 洗髪

・洗髪には，床上で行う洗髪車やケリーパッドを用いた洗髪，洗髪台まで移動して行う洗髪などがある．

目的	・毛髪や頭皮の皮脂や汚れを除去し，清潔を保持する． ・頭皮のマッサージやお湯で洗い流すことなどにより，血行が促進される．また爽快感が得られる． ・清潔が保たれることで，皮膚の炎症などの二次感染が予防される． ・外見が整えられ，患者本人や周囲が清潔感を感じることができる．
適応	・疾患や運動機能に制限などにより，自力で洗髪が行えない場合． ・長期臥床中など移動が困難な患場合は，ケリーパッドを用いて床上で行う．
ケリーパッドを用いた床上での洗髪の手順	①患者に説明し，排泄を済ませてもらう．排泄の介助をする． ②必要物品を準備する．洗髪時のかけ湯の温度は40～42℃とする ③患者をベッド上で洗髪しやすいように移動させ，肩部の下あたりに防水シートを敷く． ④患者の体位を調整する．必要時には，安楽枕などを使用し体位を安定させる． ⑤患者の肩と首，頭部を支え，ケリーパッドを頭の下に置き，ベッドの下に置いた排水用のバケツに排水が流れるように置く． ⑥頸部にタオルを巻き，襟などの衣服を整えて濡れないようにする．フェイスタオルなどで，目を覆う（顔にタオルをかけることによる呼吸苦や気分不快などがないか聞く）． ⑦くしで髪全体をとかした後，ピッチャーを使用しお湯を髪全体にゆっくりとかける．この時，お湯の温度を確認する．患者に声かけをし，温度の確認をしながら髪全体を濡らしていく． ⑧シャンプーを手に取り，泡立ててから髪になじませて洗う． ⑨前頭部から側頭部→側頭部から頭頂部→後頭部から頭頂部にかけて洗うようにする． 　・しっかりと頭皮をマッサージするように行い血行促進を促す． 　・爪を立てず，指腹を使い頭皮を傷つけないようにする． ⑩ピッチャーのお湯で洗い流す． 　・先に手で泡を取りのぞいておくことにより，使う湯の量を少なくできる． 　・お湯をかける時には，看護師の手にお湯をかけながら流すと温度の確認を行うことができる． 　・耳に近いところを流す時には，耳に水が入らないように手で押さえながら流す． 　・泡立ちが悪く汚れが目立つ時などは，2度洗う必要があるかどうか，患者の体調をみながら相談する． ⑪リンスを手につけ，髪全体に馴染ませてから洗い流す． ⑫毛髪の水分をタオルでしっかりと拭き取り，襟元や衣服が濡れていないか確認し，物品を片づける． ⑬患者をもとの位置に戻し，衣服と体位を整える．ドライヤーで，短時間で乾かす（濡れ時間が長引くことにより熱放散で寒さを感じる）． ⑭準備の時にバスタオルと防水シーツは重ねて扇子折にしておくと，患者の体位を変手でも広げやすい． 　・ケリーパッドは充分に空気を入れて用意しておき，患者に合わせながら空気を抜いて調節するとよい． 　・シャンプー前，髪をよくとかしておくと髪が絡みにくく，シャンプーが馴染みやすくなる． 　・室温を確認し，冷感を与えないようにする． 　・血圧や呼吸の状態などが安定していない患者の場合は，体位や洗髪にかける． ⑮時間などに注意して声かけをし，状態の観察をしながら行う．

(3) 口腔ケア

• 経口摂取の有無にかかわらず，口腔ケアは必要である．

• 寝たきりや認知症の患者は口腔内の清潔が保たれにくく，歯の表面を細菌の塊である**バイオフィルム**が覆ってしまい，**歯周病**や**誤嚥性肺炎**の原因となる．

• 口腔ケアには，器質的口腔ケアと機能的口腔ケアがあるが，器質的口腔ケアでバイオフィルムを除去することで，これらの疾患の発症リスクが下げられる．

器質的口腔ケア	• 清拭によって口腔内の細菌数を減少させ，清潔な状態に保つ方法． • 歯ブラシやスポンジブラシなど，さまざまなケア用品を使用して食物残渣や歯垢（プラーク）を除去し，歯（義歯）・粘膜・舌を清掃する．
機能的口腔ケア	• 機能的口腔ケアは，摂食，嚥下，呼吸，発話などの口腔機能の低下に対してアプローチする方法である． • 機能的口腔ケアには，口の体操，摂食・嚥下訓練，唾液腺マッサージなどがある．

● **器質的口腔ケアの手順**

①姿勢を整える	• 口腔ケア時の姿勢は，唾液や汚染物質の咽頭への不意な垂れ込みを防ぐため，頸部前屈位での坐位が望ましい． • ベッド上臥位で実施する場合には，できれば30°程度の頭部挙上のうえ，頭を左右どちらかに向けて，下側にした頬部に唾液が溜まりやすくなるよう工夫する． • 頭部挙上をせず臥位で実施する際にも，頸部後屈は誤嚥を誘発するため避ける． • 麻痺などで口腔の感覚に左右差がある場合は，麻痺がない，または症状が軽い側を下にするとよい．
②口腔を加湿する	• 口腔ケアに介助を要する状態にある患者は，口腔乾燥を併せもっていることが多い．乾燥した状態の口腔に対してブラッシングや粘膜ケアを実施すると，粘膜を傷つけて出血や，痛みの原因にもなる． • 口腔ケア前は口腔を十分加湿し，口腔粘膜や粘膜にこびり付いた汚染物質の両方が潤った状態になってから，次のケアに移るようにする． • 含嗽が可能な患者には，水で含嗽してもらう． • 含嗽が難しい患者の場合は，水や生理食塩水を口腔に満遍なくスプレーしたり，スポンジブラシを水や生理食塩水に浸しよく絞った後に，口腔粘膜をタッピングするように湿らせるとよい． • 口腔乾燥が強く，上記の加湿方法では乾燥痰などの汚染物質のこびり付きが改善しないときは，加湿後に口腔湿潤剤を塗布し，10分前後静置してから粘膜ブラシで拭い取る．
③歯をブラッシングする	• ブラッシングの基本は，小さく細かく歯ブラシを動かし，歯垢が溜まりやすい歯肉溝や歯間に毛先を届かせることである． • ブラッシングの目的はバイオフィルムの破壊であり，バイオフィルムの破壊に強い力は必要ない． • 歯ブラシは，前歯2本分くらいの幅のものを選ぶ． • 歯周病などが原因でブラッシングによる痛みや易出血状態にある患者には，やわらかめのブラシを選ぶ． • 歯ブラシはペンを持つように持つ（ペングリップ式）．ブラッシングに過剰な力が入りにくくなり，歯ブラシの細かい操作が容易になる． • 歯肉溝の隙間に存在する歯垢を除去する際は，歯肉溝に対して45°程度の角度で歯ブラシを当て，細かく微振動させるバス法で磨く．
④粘膜ケアを行う	• 食物と口腔粘膜との摩擦が生じにくい経口摂取をしていない患者に対して，粘膜ケアは必須である．スポンジブラシや，粘膜ケア専用の口腔ケアグッズを用いるとよい． • 強い力で擦ると粘膜を傷つけてしまう可能性があるため，軽く擦る程度のケアを数回くり返すようにする．
⑤汚染物を回収する	• 汚染物とは，食物残渣，口腔粘膜から剥離された痰などの物質，ブラッシングによって破壊されたバイオフィルムから飛散した細菌などを指す． • 汚染物を回収するのに最も有効性の高い方法は含嗽である．一口量の水を口に含み，水を上下左右に移動させながら丁寧に行う．一度の含嗽では口腔から細菌を十分に排出させることはできないため，最低でも5～6回は行うようにする． • 口唇や頬の麻痺，意識レベルの低下などにより，効果的な含嗽が行えない患者に対しては，吸引チューブ付きブラシを用いたり，口腔ケア用のウェットガーゼで，口腔内を丁寧に拭き取る．
⑥口腔を保湿する	• 口腔ケアによって分泌された刺激時唾液の効能を最大限活かし，乾燥による分泌物のこびり付きを予防するために保湿する． • 保湿には，市販の口腔湿潤用ジェルやスプレーを使用する．

● ブラッシングの方法

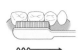 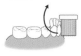 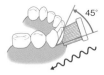

スクラビング法　　ローリング法　　　バス法　　　　　フォーンズ法

|| 歯磨剤の使用 ||

- 市販の歯磨剤の多くには発泡剤が含まれており，爽快感を得ることができるが，発泡剤による爽快感は，口腔の汚れが落ちていなくても手軽に得られてしまうことが問題となる．

- 多量に使用した場合，十分に排出できないと口腔乾燥を助長するなどの悪影響もある．

- 歯磨剤を使用する場合は，まず歯磨剤をつけずにブラッシングして，汚れが落ちたことによる爽快感を味わってもらった後に，仕上げ磨きとして少量(歯ブラシの1/4程度)の歯磨剤を使用したブラッシングを行うとよい．

(4)肛門周囲皮膚障害予防

- 長期安静臥床では，発汗や排泄物による皮膚汚染によって，肛門周囲の皮膚障害が生じやすい．

- 排泄ごとに濡れタオルやウエットタイプの不織布(お尻拭き)などで清拭し，1日1回は皮膚洗浄剤を用いて洗浄する．

- 肛門周囲の皮膚の洗浄は，皮膚のpHに近い弱酸性の洗浄剤を用いて行う．

- 1日1回以上，洗浄後や入浴後に保湿剤を塗布する．

- 排泄物が直接皮膚に触れると刺激になるため，撥水性の保護クリームや保護オイルなどの被膜剤を塗布して，排泄物が直接皮膚に触れないように保護する．

- 皮膚がふやけると，皮膚のバリア機能が低下するため，皮膚を密閉せず，水分蒸散を妨げないにする．

2.衣生活への援助

■寝衣交換

- 患者の寝衣交換は，着脱時に関節に無理な力がかからないようにすることが原則である.

- 着脱時，手関節や肘関節，足関節，膝関節の支えを十分に行う.

- 袖口から看護師の手を通して患者の手関節を支えながら袖を肩まで引き上げるようにする.

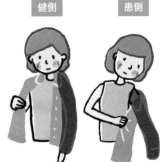

健側　患側

- 通常，看護師の手前から脱がせ，手前から着せる.

- 創傷や片麻痺がある場合は，健側から脱がせ，患側から着せる.

健側から脱ぎ，患側から着る

- 点滴をしている場合，健側（点滴をしていない側）から脱がせ，点滴をしている方から迎え袖で着せる.

- ボディメカニクスを活用する.

- 清潔な寝衣と汚れた寝衣を区別する.

- 寝衣は，しわや圧迫が無いようにし，肩，背，脇の3か所の位置をきちんと整える.

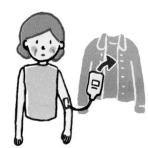

点滴をしている場合は点滴ボトルから

MEMO

5. 診療に伴う看護技術／A. 呼吸，循環，体温調整

呼吸・循環・体温調整のアセスメント

- 呼吸・循環のアセスメントに必要な情報は，呼吸数，呼吸のリズム・深さ，呼吸音，SpO_2，PaO_2・$PaCO_2$，呼吸困難の有無，胸部X線画像，空気環境，脈拍数，脈拍のリズム・緊張度・強さ，脈拍の欠損，心拍音・心音，心電図，血圧，血圧の左右差，喫煙の有無，赤血球数(RBC)，ヘモグロビン(Hb)，ヘマトクリット(Ht)，pHなどである.

- 体温調整のアセスメントに必要な情報は，体温，発熱の有無，着衣や寝具の状態，適切な室内環境(室温，気流，湿度)などである.

呼吸を楽にする姿勢と呼吸法

- 呼吸を安楽にする体位は，上体を高くした起坐位やファウラー位である.

- 気管支喘息や肺炎，気管支炎などで気道分泌物が多く，喀出を促さなければならない場合は，臥位にすると咳嗽しにくいため，患者は自ら上体を起こした起坐位をとろうとする.

- 上体が高い起坐位やファウラー位では，重力によって腹腔臓器が下がるため，横隔膜が下降しやすくなる.

- 左心不全の状態で臥位をとると右心系への静脈還流の増加が生じるため肺血流も増加し，肺うっ血が生じて肺が膨張しにくくなる(肺コンプライアンスの減少が生じやすくなる). それを防ぐため，心不全の患者には，心臓より足が低くなり，かつ安楽なファウラー位やセミファウラー位をとらせる.

●起坐位➡重力によって横隔膜が下降

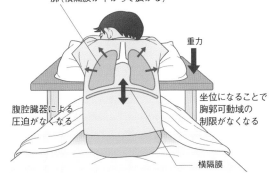

肺(横隔膜が下がって広がる)
重力
腹腔臓器による圧迫がなくなる
坐位になることで胸郭可動域の制限がなくなる
横隔膜

●仰臥位➡肺うっ血が生じる

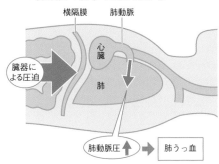

横隔膜　肺動脈
心臓
臓器による圧迫
肺
肺動脈圧 ➡ 肺うっ血

血圧・血流を保持する姿勢

- 血圧は，副交感神経が優位のときに低下し，**交感神経が優位のときに上昇**するが，**重力**の影響も受けやすい．

- 血圧は，血管抵抗が一定の場合，循環血液量によって変化するが，臥位から立位に変わるときには，瞬間的に循環血液量が減少するとともに静脈の還流量が減少し，末梢に血液がうっ滞した状態になるため，収縮期血圧を主体とする低下が起こる．

- 血圧の低下は脳への循環血液量の減少をきたす，この血圧の低下が頚動脈洞あるいは大動脈弓にある圧受容体を刺激して反射的に血管の収縮を起こす(体位血圧反射)その結果，心臓への還流血液量が増加し血圧が上昇するため，臥位から立位に変わるときには，一旦血圧が低下し，すぐに血圧の上昇が起こる．

- 一般的に収縮期血圧(最大血圧)は立位＜坐位＜臥位の順序で高くなり，拡張期血圧(最小血圧)は立位＞坐位＞臥位の順で低くなる．

- 立位で収縮期血圧が低くなるのは，重力の影響で心臓より下にある動脈や毛細血管の静水力学的圧力が高くなり，血液が身体の下部にうっ滞する状態となり，心臓への還流血液量は減少しがちになるためである．

- 拡張期血圧は，末梢血管の収縮が起こっているので，立体ではやや高い値をとる．

- 心臓からの拍出量が上がり，末梢血管が拡張した状態である臥位では，収縮期血圧はやや高く，拡張期血圧はやや低い値をとる．

- 安楽に感じる姿勢が副交感神経を優位にし，血圧や血流を安定させるといえる．

- 下肢の浮腫の軽減を目的にする場合は，下肢の静脈還流を促すため，臥位や心臓よりも下肢をやや高くする姿勢が効果的であるが，左心不全では下肢に浮腫がみられても心臓への血流を少なくする目的が優先するためセミファウラー位とする．

‖下肢の浮腫を軽減する体位‖

- 下肢の静脈還流を促して浮腫を軽減するためには，臥位や心臓よりも下肢をやや高くする姿勢が効果的であるが，左心不全では下肢に浮腫がみられても心臓への血流を少なくすることを優先するため，セミファウラー位とし，下肢を心臓より高くならない位置まで挙上する．

●**左心不全による肺うっ血**

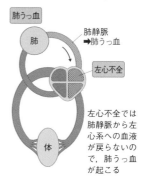

左心不全では肺静脈から左心系への血液が戻らないので，肺うっ血が起こる

●**セミファウラー位
➡肺うっ血を防ぐ**

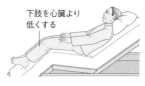

下肢を心臓より低くする

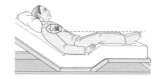

酸素吸入の適応と方法

1.酸素吸入療法

①目的と適応

目的	• 患者に空気中の酸素濃度（約21％）より高濃度の酸素を投与し，動脈血酸素分圧（PaO_2）を上げて低酸素血症を改善する．
適応	PaO_2 30mmHg以下 ➡ 絶対的適応 PaO_2 60mmHg以下 ➡ 臨床所見を確認しながら適応

‖ 低酸素血症により起こる症状 ‖

- 末梢で低酸素による組織傷害 ➡ **組織壊死**
- 酸素不足のため末梢で嫌気性解糖促進 ➡ **乳酸増加** ➡ **乳酸アシドーシス**
- 酸素不足のため ATP 産生低下 ➡ **体温上昇が妨げられる**

②酸素吸入方法の種類

器具	特　徴	酸素濃度	着用イメージ
鼻カニューラ	●鼻腔から酸素を吸入する． ●低濃度酸素吸入に適している． ●酸素を吸入しながらの会話や食事が可能． ●固定が不十分なため，鼻孔からずれてしまいやすい．	22～40％	
酸素マスク	●マスク内にたまった呼気ガスを再吸入しないよう，酸素流量を5L／分以上にする必要がある． ●そのため吸入酸素濃度は40％以上となり，低濃度酸素吸入には適さない．	40～60％	
リザーバー付マスク	●二酸化炭素の蓄積の防止と，リザーバーバッグ内に十分な酸素をためるため,酸素流量は6L／分以上に設定する． ●呼気時にリザーバーバッグ内に酸素を貯留するため，最も高濃度の酸素吸入が行える． ●高濃度酸素を吸入するので患者の状態を常に観察する必要がある．	60～95％	
ベンチュリーマスク	●色分けされたダイリュータの使い分けで24～50％の安定した酸素濃度を維持できる． ●酸素流量は，ダイリュータに印字された指定流量に設定する．	24～50％	ダイリュータ
酸素テント	●上半身または頭部を，酸素を吹き込んだビニール製のテントで覆って酸素を投与する． ●酸素マスクや鼻カニューラが使えない患者や小児に用いられる． ●マスクのような圧迫感はないが，閉塞感や不安を伴う． ●テントの裾から酸素が漏れるため，濃度を保ちにくい．	40～50％	

③酸素吸入中の加湿

- 日本呼吸器学会・日本呼吸管理学会の酸素療法ガイドラインでは次のように示されている.
「鼻カニューラでは3L/分まで，ベンチュリーマスクでは酸素流量に関係なく酸素濃度40％まではあえて酸素を加湿する必要はない」

- さまざまなガイドラインにて，同様に加湿についての言及がある.
例：「4L/分以下では加湿は必ずしも必要ない」（米国呼吸療法協会）
「5L/分以下ではあえて加湿を行う根拠はない」（米国胸部学会の COPD ガイドライン）

- リザーバー付マスクでは，1回換気量の多くが配管からの酸素（乾燥酸素）のため，加湿が必要である.

④酸素吸入時の注意

- 酸素投与によってもPaO_2が十分に上昇しない場合や，PaO_2の上昇に伴いCO_2ナルコーシスをきたすおそれのある場合には，人工呼吸器の適応を考慮する必要がある.

- 酸素吸入療法の合併症として，呼吸抑制，呼吸停止，酸素中毒症，全身けいれんなどがみられるため，パルスオキシメーターでSpO_2を確認するなど，十分な管理のもとで実施する必要がある.

- 酸素は支燃性をもつため，火気厳禁である.とくに酸素療法が必要な慢性閉塞性肺疾患（COPD）の患者はヘビースモーカーが多く，症状の悪化防止のためにも禁煙する.

- 酸素流量は医師の指示を守るよう指導する.

- 慢性閉塞性肺疾患（COPD）などで高二酸化炭素血症である患者に高濃度酸素吸入を行うと，酸素中毒やCO_2ナルコーシスを生じるおそれがあり，危険である.

- 在宅酸素療法中は，食事中や入浴時も酸素吸入を続ける.

‖ 酸素中毒 ‖

- 過剰な酸素が中枢神経系と肺に有害に作用している状態である.

- 高気圧酸素療法では，生体の細胞代謝が障害され，心窩部や前胸部の不快感・嘔吐・めまい・視野狭窄など，ときには短時間でけいれん発作と昏睡がみられる（急性酸素中毒）.

- 酸素療法では，50％以上の高濃度酸素を長時間吸入することにより気道粘膜や肺胞が障害され，重篤な場合は呼吸不全におちいる.

- 障害機序は酸素由来のフリーラジカルによる細胞障害が想定されている.

2.酸素ボンベの取り扱い

・酸素ボンベの色は黒である.

・高温・直射日光が当たるところに置かない.

・転落や転倒などによる衝撃を与えない（専用の
ボンベ台またはカートに乗せるか，ロープま
たはチェーンを掛ける）.

● **酸素ボンベの部位**

酸素ボンベと酸素
調節器を接続する
部分のナット

バルブのハンド
ル部分：ボンベ
から流出する酸
素の圧力を制御

流量計（フローメーター）：
酸素流量は，医師の
処方に合わせて設定
される

流量調整器：
酸素流量を
調節する

■ 酸素ボンベの残量計算

$$酸素残量(L)＝ボンベ内酸素容量(L)×\frac{圧力計の指針〔残圧(MPa)〕}{充填圧(14.7MPa)}$$

例：14.7MPa充填で 500L酸素ボンベの内圧計が4.4MPa を示して
いる場合，

500 (L)×4.4 (MPa)÷14.7 (MPa)

＝ 500×4.4／14.7＝149.659 ……≒150 (L)

3.0L/分で流すと，

150 (L)÷3 (L/分)＝50 (分)で50分使用可能

3.気管内チューブの取り扱い

・気管内チューブのカフには空気を入れ，カフ圧は**15～25cmH₂O**の
適正な圧に保つ.

・カフ圧が低いと，気管内チューブが抜去されやすく，口腔内や鼻腔内の
分泌物が気管内に流れ込む危険性がある.

・カフ圧が高すぎると，気管粘膜を圧迫して血行障害により粘膜を損傷す
る危険性がある.

・カフ内に液体を入れると，もしカフが破損した場合に，気管内に水分が
入って誤嚥が生じ，誤嚥性肺炎を起こす危険性がある.

● **気管内挿管**

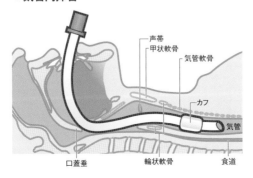

口腔内・鼻腔内・気管内吸引の適応と方法

1.口腔内・鼻腔内吸引

- 気管内吸引は無菌的に行われる必要があるが，常在菌が多い口腔内や鼻腔内の吸引を行う場合には無菌的である必要はない，十分に手洗いし，ディスポーザブル手袋を装着して実施する．

- 口腔内吸引と鼻腔内吸引を同時に行う場合は，口腔内に吐物がないかどうか確認するために，口腔から先に吸引を行う．

- 口腔から吐物が引けない場合は，吐物を誤嚥していないかどうかの確認の意味で鼻腔からの吸引を行う．

- カテーテルを挿入するときは，カテーテル接続部を母指で折り曲げて吸引圧をかけずに挿入し，吸引したい部分に到達したら，カテーテルを抑えている母指を話して吸引圧をかけ，カテーテルを回転させながら吸引する．

●鼻腔吸引のポイント

- 鼻腔吸引でのカテーテル挿入時は，まずカテーテルの先端を鼻孔から数cm，やや上向きに入れる．

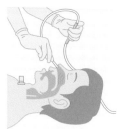

- カテーテルを下向きに変え，鼻腔の底をはわせるように深部まで挿入する．

- 奥まで挿入できたら，はじめて反対の手を放し，陰圧をかけながら，ゆっくりとカテーテルを引き出す．カテーテルを左右に回転させながら吸引すると効率がよい．

2.気管内吸引

- 気管内吸引は，経鼻的または経口的に気管内挿管されている場合や気管切開が行われている場合に，気管内まで吸引カテーテルを挿入し，分泌物や貯留物を除去するものである.

- 気管内は，鼻腔内や口腔内と異なり，無菌的に扱わなければならない.

- 吸引カテーテルを把持する手（利き手）に滅菌手袋を装着する. もう一方の手も感染予防のため手袋を装着したほうがよいが，滅菌手袋である必要はない.

- 気道粘膜の損傷を防ぐため，吸引圧は始め80 〜 100mmHgに設定し，痰の粘稠度に応じて徐々に上げるが，150mmHg以下に調節する.

- 1回の吸引は10 〜 15秒とする. 吸引は分泌物のみならず気道内や肺胞内の酸素も吸引するため，低酸素症を起こす危険性がある.

- 吸引後は，カテーテルの閉塞を予防するため滅菌蒸留水を通す.

- 吸引中は無呼吸となるので，低酸素血症を予防するために吸引前にジャクソンリースまたはアンビューバッグを気管内チューブと接続し，数回換気する.

●気管内吸引

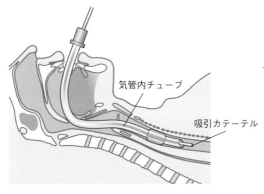

気管内チューブ

吸引カテーテル

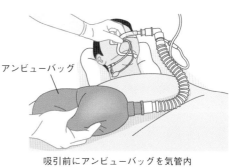

アンビューバッグ

吸引前にアンビューバッグを気管内チューブと接続し，数回換気する

排痰法の適応と方法

- 排痰法として，体位ドレナージやスクイージングなどで痰を移動させて咳嗽反射を促し，痰を喀出させる方法がある．

1.体位ドレナージ

- 重力を利用して水が低いところへ流れるように，少ないエネルギーで効率よく，喀痰を促すための方法．

- 痰の貯留している肺の区間を高位に置くようにして，重力の作用によって中枢気道へ分泌物を誘導する．

- 同一体位を一定時間維持する，分泌物の粘性や量により時間を決定する．

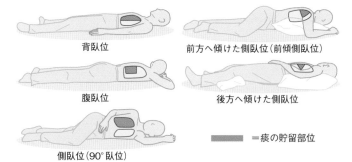

背臥位　　　前方へ傾けた側臥位（前傾側臥位）

腹臥位　　　後方へ傾けた側臥位

側臥位（90°臥位）　　　■■■＝痰の貯留部位

※術後の患者や体力の低下した患者には安易に体位ドレナージを行ってはいけない．
※緊張性気胸，血痰や膿胸，心筋梗塞の患者に体位ドレナージを行う場合も，状態が安定してから行うなど，細心の注意が必要である．

2.スクイージング

- 胸壁を呼気時に圧迫して気道分泌物の移動を促す排痰援助手技．

3.振動法（パーカッション，バイブレーション）

- パーカッションは，呼気時に手をカップ状にして胸郭をたたく．

- バイブレーションは，呼気時に12〜20Hzの振動を加えて痰の移動を促す．

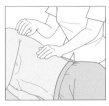
パーカッション

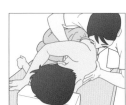
中葉へのスクイージング

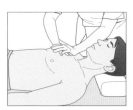
上葉へのスクイージング

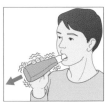
バイブレーション

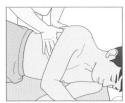
下葉へのスクイージング

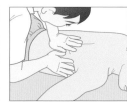
後肺底区へのスクイージング

|| 用手的呼吸介助法 ||

• 呼吸時の胸郭運動を用手的に介助する方法.

• 患者の胸郭に手掌面をあて，呼気時に胸郭を圧迫し，吸気時に開放する
  動作をくり返す.

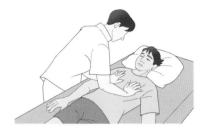

体温調整のための方法

• 高体温は，その発症メカニズムの違いによって，「うつ熱」と「発熱」の2
  つに大別され，体温調節機構そして治療法などにおいて根本的な違いが
  みられる

	発熱（病気による）	うつ熱（外的環境因子による）
原因	病気（感染症など）	• 衣服（帽子・靴下・布団の着せすぎなど） • 高温環境（保育器や車の中，暖房器側） • うつ伏せ寝（SIDSの危険因子）
中枢深部体温	↑ （高体温）	↑ （高体温）
末梢深部体温	↓ （放熱抑制）	↑ （放熱促進）
産熱機構	産熱亢進（筋緊張↑）	産熱抑制（睡眠＋筋緊張低下）
手足の温度 発汗 傾眠	【発熱時】⇔【解熱時】 冷たい　温かい 無し　有り 無し　有り	温かい 有り 有り
呼吸抑制	無し	有り
治療	原疾患の治療 （抗生物質など） 睡眠（血管拡張＋ 筋緊張低下）	• 衣服（帽子，靴下等）や布団をぬがせ，冷やす. • 涼しい，風のあるところへ移す. • 室温を調整して下げる.

MEMO

5. 診療に伴う看護技術／B. 皮膚・創傷管理

創傷の治癒過程

➡ファイリングノート2　pp.18-20参照

創傷のアセスメント

1. 褥瘡

- 褥瘡は**持続的な圧迫**により発症する皮膚および皮下の損傷であり，末梢の循環不全により組織が壊死した状態である.

- 褥瘡発生には，下表に示した危険因子があり，骨が突出した部位が好発部位となる.

● 褥瘡発生の危険因子

基本的動作能力	ベッド上：自力で体位変換ができない. 車椅子上：坐位姿勢が保てない，除圧ができない.
病的骨突出	筋肉・皮下組織が廃用性萎縮などにより減少し，骨が突出している.
関節拘縮	関節可動域制限により体動が困難である.
栄養低下状態	低栄養による衰弱のため疾病に罹患しやすい状態である.
皮膚の浸潤	多汗，尿・便失禁のため皮膚が脆弱な状態になっている.
浮腫	皮膚のバリア機能が低下し，外力による損傷を受けやすい.

厚生労働省：褥瘡に関する診療計画書　褥瘡危険因子評価 (http://www.mhlw.go.jp/topics/2008/03/dl/tp0305-1i_0002.pdf　2022年10月11日閲覧)

患者自身に関する要因

- 体動能力の低下
- 痩せて骨が突出している
- 関節を動かしにくい
- 栄養状態の低下
- 浮腫
- 多汗，尿や便失禁

圧力
湿潤
栄養
自立

環境やケアに関する要因

- 体位変換の頻度
- 床ずれ予防具の使用
- ベッドの背上げ
- 座った姿勢の維持
- スキンケア
- 栄養補給
- リハビリテーション
- 介護力

● 褥瘡好発部位

●仰臥位

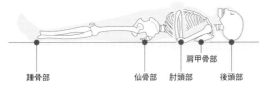

踵骨部　　　仙骨部　肘頭部　　後頭部
肩甲骨部

●側臥位

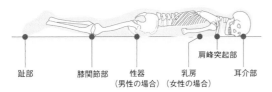

膝関節顆部　　大転子部　　肋骨部　　耳介部
踵部　　　　腸骨稜部　　肩峰突起部
外顆部，内顆部

●腹臥位

趾部　　膝関節部　　性器　　乳房　　耳介部
肩峰突起部
（男性の場合）（女性の場合）

●坐位

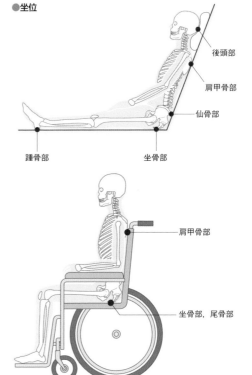

後頭部
肩甲骨部
仙骨部
踵骨部　　　　坐骨部

肩甲骨部
坐骨部，尾骨部

2. 褥瘡の評価

・褥瘡の深達度の分類には **NPUAP分類** が用いられる.

● NPUAP分類

疑DTI （suspected deep tissue injury）		・圧力および／またはせん断力によって生じる皮下軟部組織の損傷に起因する，限局性の紫または栗色の皮膚変色，または血疱. ・皮膚に損傷はないまま深部で進行する状態.
ステージⅠ（Ⅰ度）		・通常，骨突出部位に限局する消退しない発赤を伴う損傷のない皮膚. ・暗色部位は明白に消退は起こらず，その色は周囲の皮膚と異なることがある.
ステージⅡ（Ⅱ度）		・スラフ（軟らかい黄色または白色壊死組織）を伴わない，赤色または薄赤色の創底をもつ. ・浅い開放潰瘍として現れる真皮の部分欠損．壊れていないまたは開放した／破裂した血清で満たされた水疱として現れることがある.
ステージⅢ（Ⅲ度）		・全層組織欠損．皮下脂肪は確認できるが，骨，腱，筋肉は露出していないことがある. ・スラフが存在することがあるが，組織欠損の深度がわからなくなるほどではない．ポケットや瘻孔を伴うことが多い.
ステージⅣ（Ⅳ度）		・骨，腱，筋肉は露出を伴う全組織欠損．黄色または黒色壊死が創底に存在することがある. ・組織欠損の深度がわからなくなるほどではない．ポケットや瘻孔を伴うことが多い.
判定不能 （unstageable）		・創底で潰瘍の底面がスラフ（黄色，黄褐色，灰色，または茶色）および／またはエスカー（eschar：硬い壊死組織，黄褐色，茶色，または黒色）で覆われている全層組織欠損.

- 褥瘡の発生危険度の判定には, **ブレーデンスケール**が用いられる. ブレーデンスケールは6項目(①知覚の認知, ②湿潤, ③活動性, ④可動性, ⑤栄養状態, ⑥摩擦とずれ)で評価される.

- 最低6点, 最高23点で, 点数が低いほど発生リスクが高い(ブレーデンスケールでの褥瘡発生の危険点:病院14点, 施設・在宅17点が妥当).

● ブレーデンスケール

	1	2	3	4
知覚の認知	全く知覚なし	重度の障害あり	軽度の障害あり	障害なし
湿潤	常に湿っている	たいてい湿っている	時々湿っている	めったに湿っていない
活動性	臥床	坐位可能	時々歩行可能	歩行可能
化動性	全く体動なし	非常に限られている	やや限られている	自由に体動する
栄養状態	不良	やや不良	良好	非常に良好
摩擦とずれ	問題あり	潜在的に問題あり	問題なし	

- 褥瘡の重症度分類, 治療過程の評価は改定DESIGN-R®2020が用いられる.

● 改定DESIGN-R®2020による評価

Depth (深さ)	創内の一番深いところで判定し, 真皮全層の損傷(真皮層と同等の肉芽組織が形成された場合も含める)までをd, 皮下組織をこえた損傷をDとし, 壊死組織のために深さが判定できない場合もこのDの範疇に含める.
Exudate (滲出液)	ドレッシング交換の回数で判定する. ドレッシング材料の種類は詳しく限定せず, 1日1回以下の交換の場合をe, 1日2回以上の交換の場合をEとする
Size (大きさ)	褥瘡の皮膚損傷部の, 長径(cm)と短径(長径と直交する最大径(cm))を測定し, それぞれをかけたものを数値として表現するもので, 100未満をs, 100以上をSとする. 持続する発赤の場合も皮膚損傷に準じて評価する
Inflammation/ Infection (炎症／感染)	局所の感染徴候のないものをi, 感染徴候のあるものをIとする.
Granulation tissue (肉芽組織)	良性肉芽の割合を測定し, 50%以上をg, 50%未満をGとする. 良性肉芽組織の量が多いほど創傷治癒が進んでいることになり, 本来なら数値が逆であるが, 大文字が病態の悪化を表現しているためこのような記述方法となった. なお, 良性肉芽とは必ずしも病理組織学的所見とは限らず, 鮮紅色を呈する肉芽を表現するものとする.
Necrotic tissue (壊死組織)	壊死組織の種類にかかわらず, 壊死組織なしをn, ありをNとする.
Pocket (ポケット)	ポケットが存在しない場合は何も書かず, 存在する場合のみDESIGNの後に-Pと記述する. たとえば, 深さ, 大きさ, 壊死組織が重度であり, 他が軽度でポケットが存在する場合は, DeSigN-Pと表記する.

洗浄，保護，包帯法

1. 洗浄

- 液体の水圧や溶解作用を利用して，皮膚表面や創傷表面から化学的刺激物，感染源，異物などを取り除くことをいう．

- 洗浄液の種類によって，**生理食塩水**による洗浄，**水道水**による洗浄，これらに石鹸や洗浄剤などの界面活性剤を組み合わせて行う**石鹸洗浄**などと呼ばれる方法がある．

- 水量による効果を期待する方法と水圧による効果を期待する方法がある．

2. 保護

- 創傷は，治癒に要する期間によって，急性創傷と慢性創傷に分類される．

- 以前は，創部の固定にガーゼを用いており，ガーゼ交換のたびに消毒液で消毒し，再度ガーゼをあてて固定していたが，消毒やガーゼ交換が再生してきた表皮細胞に損傷を与えることがあるため，消毒は行わず，創部に固着するガーゼも用いなくなった．

- 手術創などの急性創傷では，創傷部位からの滲出液を創部に留める湿潤環境が治癒促進に有効であるためことが知られている．

- 術後数日間の湿潤環境を形成・維持するために，近年では，湿潤環境コントロールにすぐれている**ドレッシング材**を使用することが多くなっている．

● 術後創傷に用いるドレッシング材の例

タイプ（主材料）	特徴
ポリウレタンフィルム	・片面が粘着面の透明フィルム. ・密閉性にすぐれるうえ，水蒸気や酸素を透過する. ・滲出液が多い創には不向き.
フォーム材とポリウレタンフィルム	・吸水性を有するフォーム材とポリウレタンフィルムからなる. ・被覆材を剥がさず創部の観察ができる. ・フィルム部分の粘着性がやや弱い.
ハイドロコロイド	・外層がフィルム，内層が親水性コロイドを含む粘着面. ・滲出液がやや多い創に適応.

3. 包帯法

- 包帯法とは，巻軸包帯，三角巾，胸腹帯などを用いて，創部の保護や骨折部位の固定を行うことをいう．

●巻軸帯による包帯法の種類

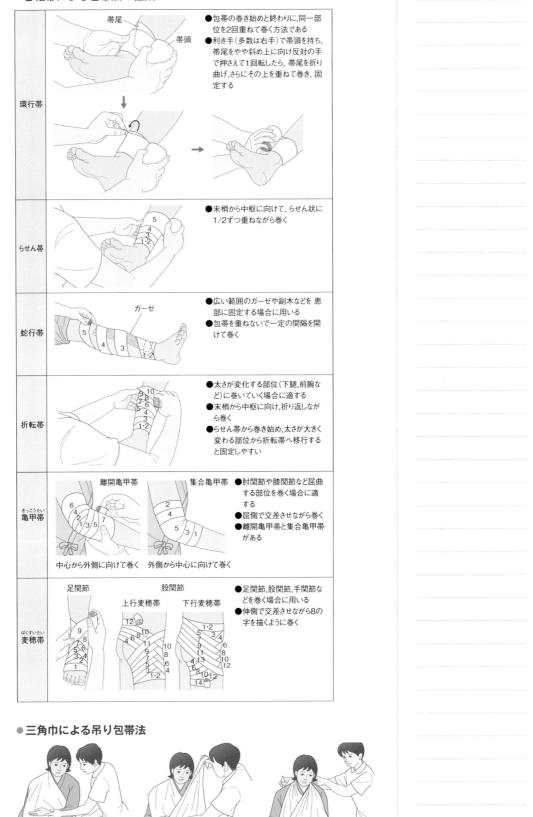

環行帯		●包帯の巻き始めと終わりに,同一部位を2回重ねて巻く方法である ●利き手(多数は右手)で帯頭を持ち,帯尾をやや斜め上に向け反対の手で押さえて1回転したら,帯尾を折り曲げ,さらにその上を重ねて巻き,固定する
らせん帯		●末梢から中枢に向けて,らせん状に1/2ずつ重ねながら巻く
蛇行帯	ガーゼ	●広い範囲のガーゼや副木などを患部に固定する場合に用いる ●包帯を重ねないで一定の間隔を開けて巻く
折転帯		●太さが変化する部位(下腿,前腕など)に巻いていく場合に適する ●末梢から中枢に向け,折り返しながら巻く ●らせん帯から巻き始め,太さが大きく変わる部位から折転帯へ移行すると固定しやすい
きっこうたい 亀甲帯	離開亀甲帯　集合亀甲帯 中心から外側に向けて巻く　外側から中心に向けて巻く	●肘関節や膝関節など屈曲する部位を巻く場合に適する ●屈側で交差させながら巻く ●離開亀甲帯と集合亀甲帯がある
ばくすいたい 麦穂帯	足関節　　股関節 上行麦穂帯　下行麦穂帯	●足関節,股関節,手関節などを巻く場合に用いる ●伸側で交差させながら8の字を描くように巻く

●三角巾による吊り包帯法

頂点

頂点は内側へ折り返す

褥瘡の予防と治療の促進

体圧分散用具・寝具	①エアマット 【長所】マット内圧の調整が可能，低圧を保持できる． 【短所】安定感が得にくい，バンクの危険やモーター音がある，圧切り替え時に不快感がある． ②ウレタンフォーム 【長所】圧分散効果が高い，安定感がある，電気が不要． 【短所】圧調整ができない，低反発により沈み込みやすい，水に弱い，るい痩が著明な患者や中等度以上の病的骨突出のある患者には不向き．
体位変換	• 基本的に最低2時間を超えない範囲で体位変換を行う． • 褥瘡部の圧迫を避け，患部への血流を阻害させないように，褥瘡のある部位に圧迫が加わる体位を避ける．
ポジショニング	• 30°側臥位 • 90°ルール
摩擦・ずれ	• 30°以上の頭側挙上では，背中や仙骨部への圧迫と摩擦，ずれが生じる． • 頭側挙上をする場合，頭側挙上後に背抜きを行い，圧やずれを解消する．
スキンケア	• 全身の皮膚の観察，皮膚の汚染・湿潤・摩擦・ずれの予防を行う．
栄養ケア	• バランスの良い食事が摂取できているか，栄養管理を行う． • 低栄養の回避・改善は，褥瘡予防・治療の基本であり，栄養状態をアセスメントすることが重要である．

● 30°側臥位

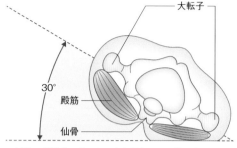

30°以上の側臥位にすると，大転子部への圧迫が大きくなる

● 90°ルール

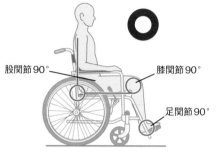

坐面と大腿後面の接触面積を広げるために，
90°ルールを基本とする

● 頭側挙上30°以上のずれ

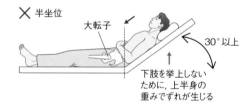

● 褥瘡の処置

洗浄	褥瘡周囲：洗浄剤を用いて洗うが，褥瘡部に洗浄剤がつかないように気を付ける．周囲の洗浄剤を不織布やタオルで拭き取り，微温湯で洗い流す．
	褥瘡部：洗浄ボトルを用いて，生理食塩水または水道水のぬるま湯で洗う．洗浄剤は使わない．洗浄後は乾いた不織布でやさしく拭きとる．
創処置	肉芽形成が阻害されるため，消毒薬は用いない．薬剤を塗布し，ドレッシング材で被覆する（薬剤・ドレッシング材は医師の指示による）．

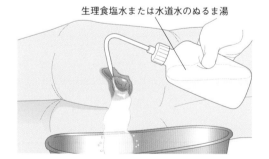

5. 診療に伴う看護技術／C. 与薬

与薬における看護師の役割

- 与薬は，医療用医薬品を患者に投与する医療行為であり，看護師の業務のうち，医師の指示によって行われる「診療の補助」に含まれる．

- 与薬における看護師の役割には，薬物の管理，服薬の援助，与薬前後の患者の観察などがある．

- 薬物の管理は，医師の処方による薬物療法に適用する薬物を，「医薬品，医療機器等の品質，有効性及び安全性の確保等に関する法律」（医薬品医療機器等法，薬機法）に基づいて適切に管理することである．

- 服薬の介助は，誤薬や誤嚥を防ぎ，薬物療法が安全に行われることを目的としている．

- 与薬前後の患者の観察は，有害反応を早期発見することや，与薬を受けた患者が安楽に過ごせるための援助を行うことを目的としている．

- 患者の薬物療法に対する不安の軽減のためには，与薬の目的，必要性，服用時間，方法，副作用などを説明する．

薬剤の種類と取り扱い方法

■薬剤の種類

- 与薬経路別の薬剤の種類は，注射薬，経口薬，外用薬（口腔内薬，直腸内薬，点眼薬，貼付剤，吸入剤，塗布・塗擦剤）に分けられる．
  ➡ファイリングノート2　p.83参照

- 医療用医薬品の薬効分類では，大きく8種類に分類されている．

> ①神経系及び感覚器官用医薬品
> ②個々の器官系用医薬品
> ③代謝性医薬品
> ④組織細胞機能用医薬品
> ⑤生薬及び漢方処方に基づく医薬品
> ⑥病原生物に対する医薬品
> ⑦治療を主目的としない医薬品
> ⑧麻薬

■医薬品の保存方法

①温度

・日本薬局方の通則では，標準温度を20℃，常温を15 〜 25℃，室温を1 〜 30℃，冷所を1 〜 15℃とし，薬剤によって，保存に適切な温度が示されている．

・内服薬は室温保存が多くなっている．

・冷所保存のものは，凍結させないように注意する（冷凍庫に保存してはならない）．

● 薬剤の保存に適した温度

表示	温度	薬剤の例
常温	15 〜 25℃	フェンタニル貼付薬．
室温	1 〜 30℃	ペン型インスリン製剤：開封後は室温で保存 （冷蔵庫の出し入れで結露し，故障することがあるため）．
冷所	1 〜 15℃	坐剤，未使用のインスリン製剤，シロップ剤．

②遮光保存

・光によって酸化・還元反応や加水分解が促進される薬剤がある．このような薬剤は，光を遮断するためにオレンジ色や褐色，黒色のアンプルやバイアルなど，色のついた容器に入っている．

③法規制対象医薬品

③-1：毒薬と劇薬

・「毒薬」「劇薬」とは，内服や注射などで体内に吸収された場合に副作用などの危害を起こしやすく，毒性・劇性の強い医薬品である．

・薬事法により厚生労働大臣に指定されており，それぞれ，表示と保管方法が定められている．廃棄に関しての規定はとくにない．

● 毒薬・劇薬の表示と保管方法

	毒薬	劇薬
表示	黒地に白枠，白文字をもってその品名および「毒」の文字を記載．	白地に赤わく，赤文字をもってその品名および「劇」の文字を記載．
保管方法	鍵のかかる場所に他のものと区別して陳列，貯蔵しなければならない．	他のものと区別して陳列，貯蔵しなければならない（鍵はかけなくてよい）．

③-2：麻薬

- 麻薬とは，連用により習慣的な耽溺（たんでき）症状を起こす薬剤であり，アヘンアルカロイド系，コカアルカロイド系，合成麻薬などがある.

- がんなどで生じる中等度から高度の疼痛に対して，鎮痛などを目的として使用される. 麻薬及び向精神薬取締法により，取り扱い方法などが規定されている.

● **麻薬の取り扱いに関する規定**

- 麻薬施行者免許は医師・歯科医師・獣医師に限られている.
- 麻薬管理者は医師・歯科医師・獣医師・薬剤師である.
- 麻薬は，病棟では毒薬と同様に鍵をかけて保管する（毒薬とは同じ場所で保管しない）.
- 使用後のアンプルは，残った薬剤を廃棄せずすみやかに薬剤部に返納する.
- 麻薬を紛失した場合，廃棄する場合には，麻薬管理者が都道府県知事に届け出る.

● **一般処方箋と麻薬処方箋の区別**

記載事項	一般処方箋	麻薬処方箋
患者の氏名，年齢	○	○
患者の住所	×	○
薬品名，分量	○	○
用法，用量	○	○
処方箋の発行年月日	○	○
処方箋の使用期間	○	○
麻薬施用者免許番号	×	○
医師氏名の記名押印または署名	○	○
病院所在地，名称，印	○	○

③-3：向精神薬

- 向精神薬とは，中枢神経に作用し，精神機能に影響を及ぼす薬剤であり，抗精神病薬，抗うつ薬，抗不安薬などを含む.

- 向精神薬は，麻薬及び向精神薬取締法に基づき，鍵をかけた設備内に保存する.

● **向精神薬の保管の例**

- a. 調剤室や薬品倉庫に保管する場合で，夜間，休日で保管場所を注意する者がいない場合は，その出入口に鍵をかけること. 日中，医療従事者が必要な注意をしている場合以外は，出入口に鍵をかけること.
- b. ロッカーや引き出しに入れて保管する場合も，夜間，休日で必要な注意をする者がいない場合には，同様に，ロッカーや引き出しあるいはその部屋の出入口のいずれかに鍵をかけること.
- c. 病棟の看護師詰め所に保管する場合で，常時，看護師等が必要な注意をしている場合以外は，向精神薬を保管するロッカーや引き出しに鍵をかけること.

厚生労働省：病院・診療所における向精神薬取扱いの手引. 2012 (https://www.mhlw.go.jp/bunya/iyakuhin/yakubuturanyou/dl/kouseishinyaku_01.pdf 2022年10月11日閲覧)

与薬方法と効果の観察

- 与薬方法には，経口，注射（皮内，皮下，筋肉内，静脈内），塗布，点眼，吸入，経直腸などの種類がある．
  ➡ファイリングノート2　p.83参照

1. 与薬方法と体内動態（ADME）

- 投与された薬物は，吸収（Absorption），分布（Distribution），代謝（Metabolism），排泄（Excretion）という過程をたどる．どの方法で与薬された薬物も，吸収経路はさまざまであるが，最終的には体循環血液中に入り，各組織に作用して，腎臓から排泄される．
  ➡ファイリングノート2　p.84参照

2. 初回通過効果

- 経口投与した薬物は腸などの消化管から吸収されるが，門脈を経由して，肝臓に入って代謝されてから，体循環血液中に溜まる．最終的に体循環血液中に到達する薬物は，消化管で吸収された量よりもはるかに少なくなる．この現象を初回通過効果という．
  ➡ファイリングノート2　pp.84-85参照

3. 血中濃度モニタリング（TDM）

- 個々の患者に適した投与設計を行い，適正な薬物療法を行うため，血中濃度のモニタリングを行うことがある．

- 治療有効域の狭い薬剤や，中毒域と有効域が接近し，投与方法・投与量の管理の難しい薬剤（例：ジゴキシン，テオフィリン，炭酸リチウム，フェニトインなど）については，血中濃度測定に対して診療報酬上で特定薬剤治療管理料が算定できる．

●テオフィリン血中濃度と作用

テオフィリン血中濃度 （μg/mL）	作用
60	けいれん，または死亡
40	ほとんどすべての患者の中毒域 中核症状・不整脈・けいれん
25	多くの患者の中毒域 期外収縮を伴わない120回／分以上の心拍増加・ 呼吸促迫，まれに不整脈，または，けいれん
20	一部の患者の有効域 中毒域としての消化器症状・頭痛・不眠および脈拍数増加
10	多くの患者の有効域
5	一部の患者の有効域
0	非有効域

4.注射方法

- 注射方法には，皮内注射，皮下注射，筋肉内注射，静脈内注射がある.

- 与薬方法によって吸収速度が異なるため，その薬剤の効果や目的などに
  よって使い分けている.

● 与薬方法と吸収速度

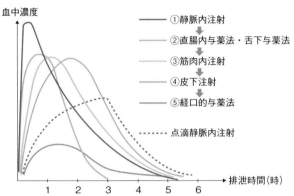

血中濃度

——— ①静脈内注射
——— ②直腸内与薬法・舌下与薬法
——— ③筋肉内注射
——— ④皮下注射
——— ⑤経口的与薬法
------ 点滴静脈内注射

排泄時間(時)

➡ファイリングノート2　p.83参照

種類	使用目的・特徴	注射器サイズ	注射針
皮内注射	吸収が遅いため，抗原抗体反応を調べる場合，感受性テスト，薬効を長く持続させたい場合に用いられる.	1mL	26〜27G，SB
皮下注射	皮下組織内の毛細血管から吸収させるため吸収は遅い. 神経に触れないため，痛みが少なく安全.	2.5〜5mL	22〜25G，RB
筋肉内注射	筋肉内の毛細血管から吸収させるため，注射では静脈内注射についで吸収が速い. 経口・静脈内からの薬物投与ができない場合に用いられる.	2.5〜5mL	21〜23G，RB
静脈内注射	静脈内に直接薬液を注入するため効果が迅速に得られる. 薬効作用は速く強力だが副作用が生じる危険性も高い.	薬液量に応じたもの	21〜23G，SB

■**注射針の太さと針先の角度**

- 注射針の太さには18〜27G（ゲージ）があり，ディスポーザブル注射針では針元の部分が色分けされている．数字が大きいほど細いことが示される．

- 針先の角度にはRB（ラージベベル）とSB（ショートベベル）の2つがある．

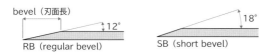

■**注射の部位と注射針の刺入角度**

①皮内注射

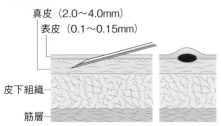

③筋肉内注射

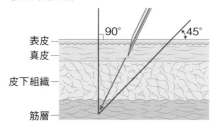

②皮下注射

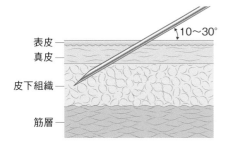

④静脈注射

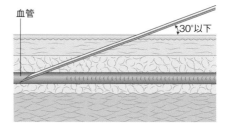

5. 経口与薬

・経口与薬は内服とよばれるもので，口腔内や消化管の粘膜から薬物を吸収させる方法である.

・消化管から門脈に入り，肝臓を通って初回通過効果を受けてから全身の各組織に送られて作用する.

・消化管からの吸収は緩慢なため，薬効の出現は遅く，緊急に症状の改善を図りたいときには適さないが，副作用の発現は遅く，安全である.

①剤形の種類

固形剤	●主な特徴：用量が正確，味やにおいによる刺激を抑えてあり飲みやすい，保管・携帯に便利. ●注意：大きいものの場合は高齢者や乳幼児が嚥下しにくい.	
	錠剤	・医薬品を一定の形状に圧縮したもの.
	丸剤	・医薬品に賦形剤などを加えて球状にしたもの.
	口腔内崩壊錠（OD錠）	・口腔内ですみやかに溶解または崩壊させて服用する錠剤. ・唾液や少量の水で服用できる. ・注意点として，吸湿しやすく壊れやすい.
	チュアブル錠	・咀嚼して服用する錠剤. ・水がなくても飲めるので，小児や水分制限のある患者でも容易に服用できる.
	カプセル剤	・粉末，顆粒，液状の薬物をゼラチン質のカプセルに充填したもの，またはカプセル型に成形したもの. ・胃では変化せず腸へ移行してから溶解する腸溶性のカプセルなどがある. ・注意点として，少ない水で服用すると溶解しにくく，食道に付着する危険がある. さらに，吸湿性があるので保管に注意が必要である.
粉末剤	●主な特徴：微量の投与量の調節が容易，他の粉末製薬との混和が容易，分散が速いので固形剤よりも速く体内に吸収される. ●注意：服用時に苦味などの不快な味がする，飛散性がある，口腔内や咽頭粘膜に付着しやすい，むせることがある，吸湿性がある.	
	散剤	・医薬品を粉末または微粒状にしたもの. ・散剤のなかでも粒の大きいものを細粒という.
	顆粒剤	・医薬品を粒状にしたもので，粒子の大きさがそろったもの. ・散剤に比べると飛散性が少なく，口腔内や咽頭粘膜への付着凝集性が少ない. ・水中で急速に発泡しながら溶解または分散する発泡顆粒剤も含まれる.
液状剤	●主な特徴：他の剤形の薬物と比べて吸収が最も速い，小児や高齢者でも服用しやすい. ●注意：薬液を微量内服する場合は量の調整が難しい，変質しやすい，携帯に不便.	
	懸濁剤	・薬物の有効成分を微細かつ均質に分散させたもの.
	乳剤	・薬物の有効成分を微細かつ均質に乳化させたもの.
	シロップ剤	・糖類や甘味料を含む粘調性の液状剤. ・服用時に溶解または懸濁して用いるものもある（ドライシロップ）.

第17改正日本薬局方総則（2016年改正）を参考に作成

②服用時間の目安

分類	服用時間	適用	例
食前薬	食前約30分～60分	• 空腹時のため吸収が速く, 全身作用がすみやかに現れることを期待する薬物.	胃液分泌亢進薬, 食欲増進薬, 制吐薬
食直前	食事を始める少し前	• 食物吸収と同時に作用が現れることを期待する薬物.	血糖上昇抑制薬
食後薬	食後約30分, 食直後	• 消化管の粘膜を刺激し, 胃腸障害などの副作用を起こしやすい薬物. • 消化・吸収を助ける薬物. • 1日3回定期的に服用する目的の薬物.	一般的な多くの薬物
食間薬	食後2～3時間後（食事と食事の中間くらい）	• 吸収が速く, 胃を刺激することが少ない薬物. • 胃腸壁に直接作用させたい薬物.	消化性潰瘍治療薬
時間薬	定められた時間または間隔	• 一定の血中濃度を保持し, 作用させたい薬物.	ジギタリス製剤, 抗不整脈薬
就寝時薬	就寝前約30分～60分	• 入眠時間と効果出現時間を一致させる必要のある薬物.	睡眠薬, 鎮静薬, 緩下薬
随時服用する薬	発熱時, 疼痛時, 発作時など	• 一時的に症状を消失させる目的の薬物.	解熱薬, 鎮痛薬

6. 口腔内与薬

• 口腔内与薬は, 薬物を口腔内にとどめておき, 唾液によって溶解した錠剤を口腔粘膜から吸収させる.

• 口腔粘膜から吸収されると門脈を通らず体循環に入るため, 舌下錠は静脈内注射に次いで作用発現が速い.

● 口腔内与薬法に用いる薬物の種類と与薬方法

	舌下錠	バッカル錠	トローチ
特徴	• 口腔粘膜から吸収されて全身作用を発現させる. • 即効性がある. • 狭心症治療薬のニトログリセリンが代表的.	• 口腔粘膜から吸収されて全身作用を発現させる. • 消炎酵素薬やホルモン製剤に適用される.	• 口腔内で徐々に溶解または崩壊され, 口腔, 咽頭などの局所作用を発現させる. • 窒息を防止できる形状になっている. • 抗菌薬, 殺菌薬, 消炎薬に適用される.
与薬方法	舌の下面 舌下錠 舌小帯 薬物を舌の下ですみやかに溶解させる.	頬 バッカル錠 歯肉 薬物を臼歯と頬の間で徐々に溶解させる.	トローチ 口の中にふくみ, できるだけ長くなめて徐々に溶解させる.
注意点	• 飲み込んだり噛んだりしない • 口腔内に傷があると吸収が速まり, 血中薬物濃度が上昇して副作用が現れやすくなる • 口腔内が乾燥していると吸収されにくい • 狭心症発作時に用いる舌下錠は血管拡張作用がある. 起立性低血圧などのおそれがあるため, 立位で服用させない.		

7.直腸内与薬

- 直腸内与薬は，坐薬を肛門から直腸内に挿入し，直腸粘膜から吸収させる方法である.

- 直腸下部の粘膜から吸収されるため，門脈を通らずに体循環に入り，作用発現が静脈内注射に次いで早い.

●坐薬の取り出し方と持ち方

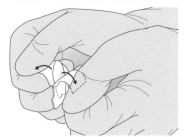

●坐薬の挿入方法

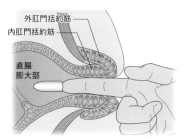

外肛門括約筋
内肛門括約筋
直腸
膨大部

●坐薬を患者自身が挿入する場合の体位

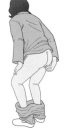 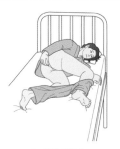

a. 立位(中腰)の
　場合

b. 臥位の場合

8. 点眼

- 点眼は，抗菌，散瞳，縮瞳などの作用を期待して，結膜に直接液剤を滴下する.

- 主な点眼薬は，角膜治療薬，表在性充血治療薬，緑内障の診断・治療を目的とする縮瞳薬，緑内障治療薬，診断・治療を目的とする散瞳薬，抗生物質，白内障治療薬，収斂作用薬，副腎皮質製剤などである.

- 点眼するときには，患者に頸部を後屈させた姿勢を取ってもらい，やや上を見るように指示し，看護師が患者の下眼瞼を下に軽く引きながら点眼する.

- 点眼した後，まばたきをすると，薬剤は涙小管や涙嚢のポンプ機能によって涙点から吸引され，鼻涙管を通り鼻腔に流れるため，涙嚢部を押えて薬剤が鼻腔に流れるのを防ぐ.

● **点眼液の点眼法**

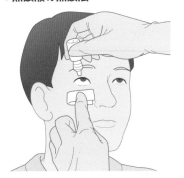

● **眼の解剖（右眼）**

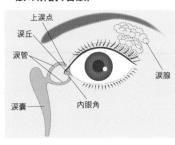

上涙点
涙丘
涙管
涙腺
涙嚢
内眼角

- 点眼薬が吸収されるまでに5分程度かかるため，数種類の点眼薬を用いている患者には，5分間あけてから次の点眼を行うように指導する.

● **種類以上の薬剤を併用する場合の順序＞**

①水性の眼薬➡②懸濁性の眼薬➡③持続性（ゲル化）の眼薬➡④眼軟膏

与薬の副作用（有害事象）の観察

1. 混合の可否

• 栄養輸液や注射剤を混合すると，析出や沈殿といった外観変化や，有効成分の含量低下などの配合変化を生じることがある．そうすると期待する効果が得られず，生体への悪影響を引き起こすおそれがあることを理解しておく．

●薬剤の混合に関する注意点

配合禁忌	配合のために害を生じるので絶対に避けなければならない．	例）ワルファリンカリウムとビタミンK₂製剤 ➡効果の減弱 ジゴキシンとカルシウム注射剤 ➡心毒性，不整脈 イトラコナゾールとトリアゾラム ➡ふらつき，健忘
配合不適	配合による変化を適当な手段によって投薬可能にできる．	例）アスピリンと炭酸水素ナトリウム ➡アスピリンの分解 レボドパと酸化マグネシウム ➡レボドパの分解
配合注意	外観などに変化を生じるが薬効に影響はない．	例）酸化マグネシウム（カマ）と大黄（センナ） ➡変色（赤変） アミノフィリンと乳糖 ➡変色（黄変）

2. 禁忌

薬剤には，特定の疾患や症状を悪化させてしまうものがあるため，薬剤の添付文書には禁忌が示されている．

➡ファイリングノート2　p.87参照

3. 副作用（有害作用）

• 広義の副作用とは「主作用でない作用（主作用には関連のない薬理作用）」であり，これは必ずしも望ましくない作用ではない．狭義の副作用とは「好ましくない薬の作用」で，有害反応（ADR）ともいわれる．副作用というと，多くの場合は狭義の副作用を示す．

●副作用に下痢がある薬剤（例）

薬剤区分	代表的な薬剤	発生機序
プロトンポンプ阻害薬	ランソプラゾール	膠原線維性大腸炎
H₂ブロッカー	ラニチジン塩酸塩	
プロスタグランジン類	ミソプロストール，リマプロストアルファデクス	小腸蠕動亢進
ACE阻害薬	イミダプリル塩酸塩	腸管粘膜の血管性浮腫
ビグアナイド系糖尿病薬	メトホルミン塩酸塩	機序不明．肝機能低下者に多い
ジギタリス製剤	ジゴキシン	副交感神経賦活による小腸蠕動亢進
抗菌薬	ペニシリン系薬，テトラサイクリン塩酸塩	抗菌作用による菌交代症
抗がん薬	イリノテカン塩酸塩水和物	早発型：コリン様作用（小腸蠕動亢進） 遅発型：活性代謝物による腸粘膜障害
	エトポシド，フルオロウラシル	好中球減少による菌交代症

4. 相互作用

　薬剤は特定の食べ物や飲み物と一緒に摂取すると，作用増強あるいは減弱されたり，特定の有害作用が生じる場合があり，これらを相互作用という.

　➡ファイリングノート2　p.88参照

5. 薬剤投与時のアレルギー反応の観察

- 薬剤アレルギーは薬剤によって引き起こされる過敏反応で，薬剤がもっている本来の作用とは関係なく一部の人に生じる. 使用した薬剤の量が少量でも症状が出ることがある.

- アレルギー反応は，投与開始後5～30分以内に発現する**即時型アレルギー**と，数日以降にあらわれる**遅延型アレルギー**がある.

- 即時型アレルギーでは，**蕁麻疹**，喘鳴，嘔吐，**血圧低下**などの症状が見られ，重症の症状は**アナフィラキシー**とよばれ，**ショック**症状を起こすことがある.

- アレルギー反応の有無を確認するために，薬剤投与後は皮膚のかゆみ，蕁麻疹，発赤，紅斑，消化器症状，呼吸苦の出現の有無を観察する.

5.診療に伴う看護技術／D.輸液・輸血管理

輸液・輸血の種類と取り扱い方法

1.輸液

・輸液は，①体液管理，②栄養補給，③薬剤投与経路の確保，④特定病態の治療を目的に行われる．

体液管理	水分，電解質バランス，酸塩基平衡の調整．
栄養管理	経口摂取不良の場合，消化管の安静が必要な場合の栄養補給．
薬剤投与経路の確保	ショックを起こしている場合や，手術時など，薬剤を投与するための血管確保．
特定病態の治療	脳浮腫に対するマンニトール製剤などの高浸透圧液，肝性脳症に対する肝不全用アミノ酸製剤，アシドーシスに対する炭酸水素ナトリウムの投与などの特定病態に対する治療．

・輸液製剤は，①体液量を管理する輸液，②栄養補給を目的とする輸液，③特定病態の改善に用いる輸液の３つに分けられる．

体液量を管理する輸液	細胞外液補充液	生理的食塩液（0.9%塩化ナトリウム液）リンゲル液（乳酸リンゲル液，酢酸リンゲル液，重炭酸リンゲル液）
	血漿増量剤	血液製剤：アルブミン製剤，新鮮凍結血漿（FFP）
	維持液	1号液（カリウムを含まない，ナトリウム量は多い）3号液（カリウムを含む，ナトリウム量は少ない）
	5%ブドウ糖液	薬剤投与時の溶媒として用いられる（栄養補給を目的としない）．
栄養補給を目的とする輸液	高カロリー輸液	中心静脈栄養（TPN）に適用．
	糖加低濃度アミノ酸液	末梢静脈栄養（PPN）として投与可能．
	高濃度糖加維持液	末梢から投与できる限界までブドウ糖を配合．
	脂肪乳剤	高カロリーで輸液量を抑えられるため，水分不可を抑えることが可能．
特定病態の改善に用いる輸液	肝不全用アミノ酸製剤注射液	肝不全時に慢性的に不足する分岐鎖アミノ酸を補充．
	D-マンニトール注射液 濃グリセリン果糖注射液	高い浸透圧を利用して利尿を促し，脳浮腫を改善する（浸透圧性利尿薬）．
	炭酸水素ナトリウム製剤	アシドーシスに対し，アルカリである重炭酸イオン（HCO_3^-）によって酸を中和してアシドーシスを改善する．
	10%ブドウ糖液＋速効性インスリン（GI療法）	インスリンが血糖を下げるときに細胞内にカリウムを取り込む作用を利用して，高カリウム血症を治療する．

※細胞外補充液（生理食塩液，リンゲル液），5%ブドウ糖液は，血液と浸透圧が等しく，維持液は血液より浸透圧が低い．

2. 輸血

- 輸血は，手術や外傷などに伴う出血，血液疾患による血液成分の欠乏に対し，その成分を補充するための治療法である．

- 輸血は，体成分である血液を輸入する「臓器移植の一種」である．

|| 血液製剤 ||

- 血液製剤は薬品の種類により保存温度が異なるなどの注意点が多く，取り扱いに十分な注意が必要である．

- 血液製剤は病棟で長時間保管されることを防ぐため，輸血開始直前に薬剤部から受領する．通常の輸血では加温の必要はなく，輸血中に呼吸困難が出現した場合は，直ちに滴下を中止して医師に連絡する．

- 濃厚血小板は，振盪(しんとう)保存することで，血小板周囲の乳酸が拡散し，ガス交換も促進されるため，pHの低下が抑えられ，機能が良好に保たれる．

●血液製剤の取り扱い

品名	有効期間	保存温度
赤血球濃厚液	採血後21日間	2〜6℃
洗浄赤血球	製造後24時間	
濃厚血小板	採血後4日間	20〜24℃で振盪保存
新鮮凍結血漿	採血後1年間	−20℃以下
人全血液	採血後21時間	2〜6℃
合成血	製造後24時間以内	

※赤血球濃厚液は，全血から赤血球のみを取り出したもので，重度の貧血や出血などの治療に用いられ，濾過装置が備わった専用の輸血セットを用いる．
※血小板は使用直前まで振盪保存される．

輸液・輸血の管理方法

1.24時間持続注入法

- 心・肺・腎の機能が低下して急激な水分負荷が危険な場合や耐糖能異常がある場合は生体の代謝変動を少なくするために，1日量を24時間かけて注入することが望ましい.

- 日常の行動が制限され束縛感も強い.

- 一定の速度を保つことが重要なため，輸液ポンプを用いる必要がある.

- 輸液ラインの交換は**週に1～2回**行う.

2.間欠注入法

- 代謝性の基礎疾患がない患者や経口摂取が可能で活動性が高い患者に適している. 外来化学療法などに利用されることも多い.

- 1日のうち6～12時間のみ注入を行い, それ以外の時間はヘパリンロック (カテーテル内にヘパリンを加えた生理食塩水を充填すること)をしてラインを外しておけるためQOLの向上に役立つ.

- 通常，24時間持続注入法で始め，少しずつ時間を短縮していく.

- 代謝負荷が大きくならないように，最初と最後の1時間は投与速度を遅くする.

- 注入後はラインを外すため，ライン交換は**毎日**必要となる.

- CVポートは，中心静脈カテーテルの一種で，皮膚の下に埋め込んで薬物を投与するために使用する. 高カロリー輸液や化学療法の輸液路として，必要時に専用針で穿刺する.

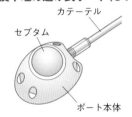

●**皮下埋め込み式ポート（CVポート）**
カテーテル
セプタム
ポート本体

- CVポートのルート挿入部位には鎖骨下静脈，大腿静脈，内頸静脈がある(一般的に鎖骨下静脈). 身体の中に埋め込むため，目立たない.

- CVポートを身体に埋め込むには，手術が必要となる.

- 利点には，静脈経路の注入がいつでも可能，カテーテル挿入による感染が予防できる, 長期留置が可能, 外来通院での化学療法が可能などがある.

- 輸液を施行するときにはポート部皮膚を専用のヒューバー針で穿刺しなければならないため，疼痛や穿刺部皮膚の感染・壊死が問題となる.
- 脂肪乳剤投与によるポート部の閉塞も報告されている.

- CVポートを患者本人が穿刺する場合は，穿刺しやすいようにCVポート造設位置に注意を払う必要がある.

3.輸液ポンプ・シリンジポンプの取り扱い

- 看護師が関わる医療事故には，与薬や輸液に関するものが多い．

- 輸液ポンプ・シリンジポンプに関するインシデント報告も含まれること
  に注意する．

目的	• 正確に輸液を落とすために薬液の注入速度の調整を行う． （注射指示書を確認し，積算量及び予定量と流量を正確に設定する必要がある）
利点	• ポンプによって高い注入圧力を維持しながら一定流量で輸液できる．
欠点	• 点滴留置針が血管外に漏れた場合，薬液を血管外へ押し込むリスクが自然落下点滴に比べ高い．
感染防止	• 医療者の手洗い，ルートの接続時の無菌操作を徹底することが重要． • 三方活栓をなるべく使用しない．

※異物の除去は輸液フィルターによってできるが，輸液フィルターの孔径0.22μmよりも大きい
　粒子の薬剤や，フィルターに吸着されやすい薬剤を用いる場合には使用できない．

●輸液ポンプ本体の各部の名称

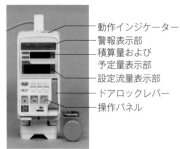

輸液ポンプ本体

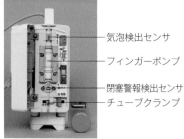

輸液ポンプ内部

- **動作インジケーター**は輸液ポンプの作動状態を示す．

- 使用開始時は緑色点滅，停止中は消灯，警報発生による停止中は赤色点
  滅をする．

- スタンバイモード中は緑色と赤色交互点滅などの仕様となっている．

- 滴下センサーのセットにおいて，正しくセットされていないとアラーム
  の原因となるので注意する．

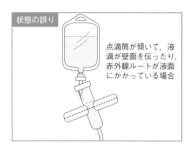

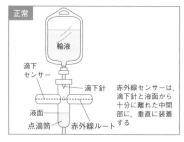

- シリンジポンプは，**サイフォニング現象**を起こすことがある.

- シリンジポンプが患者よりも高い位置にあり，シリンジの押し子が何らかの理由でスライダーに固定されていないときには，落差で薬液が大量注入されてしまう.

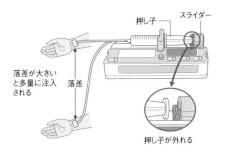

4.中心静脈栄養法の管理

➡本書 p.143参照

輸液・輸血の副作用（有害事象）の観察

1.輸液の有害事象

①血管外漏出

- 点滴静脈内注射中に薬剤の血管外漏出が起こると，周辺組織が傷害される.

- 初期症状は急性炎症反応であり，**発赤**や**腫脹**，**疼痛**などがあらわれる.

- 一般的な輸液剤や抗生剤では，急性炎症反応後，時間の経過とともに症状は消失する.

- 抗がん薬では急性炎症反応の後も組織傷害が進む. **水疱**が形成され，**潰瘍**が出現し，**皮膚壊死**に至る.

- 刺入部周辺の疼痛，皮膚の腫脹など血管外漏出を疑う症状を認めた場合，直ちに薬剤の滴下を中止し医師に連絡する.

②高カロリー輸液による有害事象

- 薬剤性肝機能障害：ALT，AST，ALP，γGTPの上昇がみられやすい.

- 高血糖：静脈経腸栄養ガイドラインでは，静脈栄養の場合は，グルコースとして5mg/kg/分以下（侵襲時は4mg/kg/分以下）の速度で投与することが推奨されている.

2. 急性輸血副作用

①溶血性輸血副作用（HTR：Hemolytic Transfusion Reactions）

- 抗原抗体反応により引き起こされ，補体系，凝固系，内分泌系を活性化する.

- **発熱**と**悪寒**は溶血性副作用の初期症状である可能性がある.

- **ショック**，**播種性血管内凝固症候群（DIC）**，**急性腎不全**を起こす可能性がある.

- 重篤な溶血性反応のほとんどは，**ABO型の不適合輸血**から生じ，他の血液型の不適合は妊娠や以前の輸血による同種抗体の発生が原因であるが，多くはABO不適合のように重篤になることは少ない.

●血球製剤のABO 不適合輸血メジャーミスマッチ

輸血したバッグ	A型	B型	O型	AB型
A型	適合	不適合	不適合	異型適合
B型	不適合	適合	不適合	異型適合
O型	異型適合	異型適合	適合	異型適合
AB型	不適合	不適合	不適合	適合

②アナフィラキシー反応

- 特徴は数mLの輸血によっても生じること，発熱反応を伴わないことである.

- 発症は咳，**気管収縮**，**呼吸障害**，循環不全，嘔気，腹部痙攣，下痢，**ショック**，意識障害などが挙げられる.

- 素早く血管を収縮させ，心臓の機能を高めて全身の血流を元の状態に戻し，気管支を拡張して呼吸を改善するために，**アドレナリン（エピネフリン）**が第一選択され，皮下注射または筋肉内注射される.

- アドレナリンとともに，血管確保による大量輸液，気管支拡張薬，副腎皮質ステロイド薬，抗ヒスタミン薬などが用いられる.

5. 診療に伴う看護技術／E. 救命救急処置

生命の危機的状況のアセスメント

• 突然の意識障害や呼吸停止，心停止などの生命の危機的状況に陥った患者に対して，看護師には刻一刻と変化する患者の全身状態を捉え，新たな侵襲の到来を未然に防ぎ，その影響を最小限にすることが求められる.

• 患者の生命の危機的状況をアセスメントするために必要なのは，正常・異常な状態を見極める知識と洞察力であり，侵襲が患者に与える影響とそれらから恒常性(ホメオスタシス)を維持しようとする患者の状態を理解することである.

● **生命の危機的状況のアセスメントをするための観察のポイント**

①呼吸の速さ・深さや，発声できるか，胸部の動きや胸鎖乳突筋に異常がないのか，呼吸パターンが不規則ではないのかを確認する.

②発声ができれば，完全な気道閉塞を否定できる.

③胸鎖乳突筋が発達し，胸部の動きに異常があれば，いずれ疲労し，十分な換気量が得られなくなる可能性が高く，呼吸補助が必要になる場合がある.

④呼吸パターンに異常があれば，息が吐きにくい何らかの異常があると判断できる.

⑤舌根沈下が見られる場合には，生命の危機に直面していることが判断できる.

⑥意識障害は，急激に出現したのか，徐々に進行しているのかが重要である.

⑦胸痛と呼吸困難が急激に出現した場合には，緊急性が高いため迅速な対応が必要である.

⑧発熱や下痢を伴う激しい腹痛が急激に発症した場合，腹部症状が持続または増強している場合，ショックを引き起こす誘因となる吐血・下血は急変をする可能性が高く，注意が必要となる.

⑨低血糖時に中枢神経障害が起きると致死的となるため，症状の観察と判断が重要となる.

救命救急処置

1. 心肺蘇生法(CPR)

- 心肺蘇生法には，補助具を用いることなく手や口を利用して行う一次救命処置 (BLS: basic life support) と，薬剤あるいは医療器具を駆使して行う二次救命処置 (ALS: advanced life support) があるが，実際の臨床の場では両者は区別されることなく，引き続き行われる.

①反応を確認する (肩をたたきながら声をかける).

②応援をよび，AEDの手配をする (病院外では119番通報も必要).

③呼吸の確認をする. 迷ったらすぐに心肺蘇生を開始 (胸骨圧迫).

④胸骨圧迫は，強く (5cm以上，6cm未満)，早く (100～120回/分)，戻して (圧を解除する)，絶え間なく (10秒以上中断しない).

⑤医療専門職は人工呼吸を行う.

＊人工呼吸の方法を訓練していない場合，人工呼吸用マウスピース等がない場合，血液や嘔吐物などにより感染危険がある場合は，人工呼吸を行わず胸骨圧迫を続ける.

＊人工呼吸用マウスピース等を使用しなくても感染危険は極めて低いといわれているが，感染防止の観点から，人工呼吸用マウスピース等を使用したほうがより安全である.

⑥AEDが到着したら装着して操作する.

⑦胸骨圧迫 (人工呼吸) とAEDをくり返す.

年齢区分		成人	小児	乳児
通報		反応がないと判断した場合，または反応があるかどうか迷った場合には，直ちに大声で助けを求め，119番通報とAEDの搬送を依頼する.		
心停止の判断		普段どおりの呼吸がみられない場合，またその判断に自信が持てない場合は心停止と判断する.		
胸骨圧迫	位置	胸骨の下半分		
	方法	両手	両手 または 片手	指2本
	深さ	約5cm沈むまで	胸の厚さの約1／3沈むまで	
	テンポ	100回～120回／分		
人工呼吸	量	胸の上りが見える程度		
	時間	約1秒		
	回数	胸骨圧迫と人工呼吸の比は30：2		

日本蘇生学会：JRC蘇生ガイドライン2020 (https://www.jrc-cpr.org/jrc-guideline-2020/ 2022年10月26日閲覧)を参考に作成.

● AED到着後の手順

①電極パッドの装着	すぐに電源を入れ，電極パッドを貼る. 心電図解析は自動で始まる.
②電気ショック	傷病者に触れていないことを確認し，ハートマークのボタンを押す.
③胸骨圧迫	加速度センサーを胸骨圧迫位置として，すぐに圧迫を始める.
④人工呼吸	③を30回行ったあと，2回の人工呼吸を行う. 救急車が到着するまでに②～④をくり返す.

2.心マッサージ

- 循環の徴候がなければ直ちに胸骨圧迫による心マッサージを100〜120回/分のペースで開始する.

- 胸骨圧迫30回ごとに2回人工呼吸を行う.

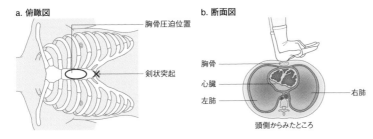

a. 俯瞰図　　胸骨圧迫位置　　剣状突起

b. 断面図　　胸骨　　心臓　　左肺　　右肺　　頭側からみたところ

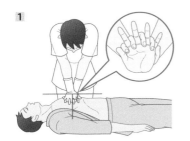

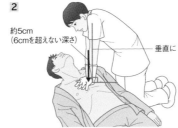

約5cm
(6cmを超えない深さ)　　垂直に

3.窒息に対する対応

- 窒息が生じた際には. 早急に気道内の異物を除去する必要がある.

①指で掻き出す	・異物が口の中やのどにたまって外から見えている場合にこの方法を行う. ・患者の正面に立ち，義歯を外し，ガーゼやハンカチを巻いた指を用いて異物を掻き出す.
②背部叩打	・異物が詰まったり固まったりしておらず，動く場合に有効. ・患者を座らせるか横向きに寝かせ，左右の肩甲骨の間を手のひらの付け根近くで数回叩く.
③腹部圧迫法 （ハイムリッヒ法）	・腹部の急激な圧迫により，胸部(胸郭内)・気管内の圧を上げて異物を吐き出させる方法. ・患者を立たせるか座らせてその背後にまわり，片手で拳を作り，患者の心窩部におく. ・患者を抱くように反対の手でその手首を握り，はずみをつけながら勢いよく拳を心窩部に押しつけ，急激に腹部を圧迫する.

● 腹部圧迫法（ハイムリッヒ法）

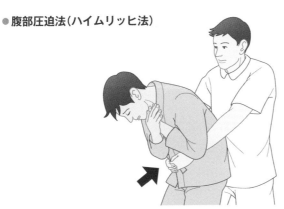

■ 下顎挙上による気道確保

● 意識障害時の呼吸(いびき)

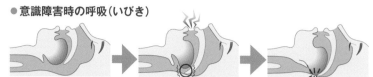

意識レベルが低下すると
筋肉が弛緩し, 舌根や軟
口蓋が沈下する. 気道は
保たれている

さらに気道が狭くなると
空気が気道を振動させて
音が出る. 呼吸努力をす
ると陰圧が増し, 気道が
さらに狭くなる

舌根や軟口蓋が完全に上
気道を閉塞すると, 呼吸
努力は持続していても気
流は停止する

● 下顎挙上による気道確保

・頭部後屈顎先挙上法
 (頸椎に問題がない場合)

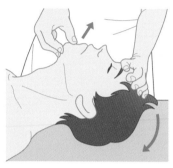

患者の額と下顎に手の平をあてて頸部を
伸展する

・下顎挙上法

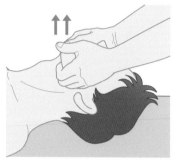

両手で下顎を挙上する
(下顎が上顎より上になるように保持す
る. この際, 開口したうえで下顎を上に
持ち上げるようにすると, 容易に下顎を
持ち上げることができる)

4. 胃洗浄

・胃洗浄(gastric lavage)は, 胃内に残留する薬毒物を胃管により回収
 する手段である.

・1997年に欧米の専門家が「胃洗浄は毒物摂取後1時間以内でない限り
 考慮すべきではない」という勧告を出したことを契機に, 国内でも見直
 されている.

・手技は, 太い胃管で, 1回注入量を200 ～ 300mL(成人)に抑え, 排液
 が透明になるまで十分に洗浄操作をくり返す.

・主な注意点は, 気道内への誤嚥防止(実施体位, 嘔吐への備え, 危険な
 症例には事前の気管挿管)と, 食道・胃の損傷防止(禁忌症例を避け,
 胃管の選択や挿入手技に注意)である.

・胃洗浄に代わって, 急性中毒患者の多くに活性炭が使用されている.

・活性炭は吸着力が強い上に表面積が大きく, 非選択的にほとんどの物質
 を吸着することや, 重篤な合併症は報告されていないためである.

一次救命処置(BLS), 二次救命処置(ALS)

1.一次救命処置(BLS)の手順

①反応の確認と救急通報

②心停止の判断

③CPR の開始と胸骨圧迫

④気道確保と人工呼吸(救急蘇生のABC)

⑤AEDの使用(D)

➡ 心肺蘇生法(p.220)参照

2.二次救命処置(ALS)のABCD

A：airway　　器具を用いて気道確保

B：breathing　人工呼吸

C：circulation　胸骨圧迫と薬剤投与

D：defibrillation and diagnosis　除細動と診断・原因検索

止血法

- 一般に体内血の20％が急速に失われると循環血液量減少性ショックが生じ，40％を失うと心肺停止となるため，出血時には直ちに止血が必要となる．

程度	欠乏量	出血量	臨床症状
軽　度	10～20%	500～1,000mL	一過性のめまい，立ちくらみ
中等度	20～30%	1,000～1,500mL	青白く冷たい皮膚，低血圧，口渇，頻脈
重　度	30%以上	1,500mL以上	強度の皮膚蒼白，意識障害，高度の血圧低下

- どんな出血に対しても基本的に圧迫止血法を行う．

● 圧迫止血法（直接圧迫止血法，間接圧迫止血法，緊縛止血＜止血帯を使用した関節圧迫止血法＞）

圧迫止血法	効果・方法	適応
直接圧迫止血法	最も簡単で確実な止血効果を得られる．滅菌ガーゼや清潔なハンカチなどを直接傷口に当て，強く圧迫する．	静脈性出血，毛細血管出血
間接圧迫止血法	傷口を直接圧迫しながら，傷口から心臓に近い動脈を，骨に向かって指で押さえることで，血液の流れを止める方法	直接圧迫止血法で止血できない場合
緊迫法（止血帯を用いた間接圧迫止血法）	出血している傷口より中心側（心臓部）の動脈を止血帯（幅3cm以上）などを使用して強く縛る．	直接圧迫止血法では止血が困難な場合

● 直接圧迫止血法の例

①用手的圧迫固定

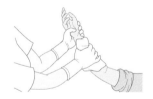

②包帯を用いた圧迫固定

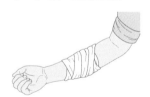

● 間接圧迫止血法と止血点

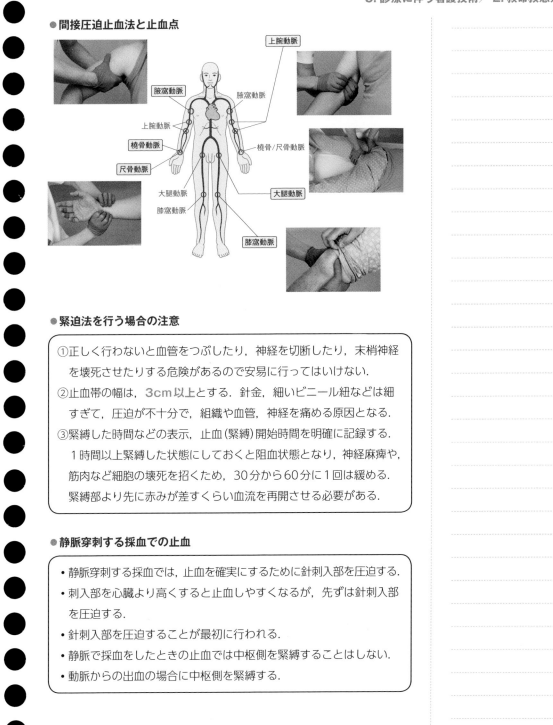

● 緊迫法を行う場合の注意

①正しく行わないと血管をつぶしたり，神経を切断したり，末梢神経
　を壊死させたりする危険があるので安易に行ってはいけない．
②止血帯の幅は，**3cm以上**とする．針金，細いビニール紐などは細
　すぎて，圧迫が不十分で，組織や血管，神経を痛める原因となる．
③緊縛した時間などの表示，止血（緊縛）開始時間を明確に記録する．
　1時間以上緊縛した状態にしておくと阻血状態となり，神経麻痺や，
　筋肉など細胞の壊死を招くため，30分から60分に1回は緩める．
　緊縛部より先に赤みが差すくらい血流を再開させる必要がある．

● 静脈穿刺する採血での止血

・静脈穿刺する採血では，止血を確実にするために針刺入部を圧迫する．
・刺入部を心臓より高くすると止血しやすくなるが，先ずは針刺入部
　を圧迫する．
・針刺入部を圧迫することが最初に行われる．
・静脈で採血をしたときの止血では中枢側を緊縛することはしない．
・動脈からの出血の場合に中枢側を緊縛する．

MEMO

5.診療に伴う看護技術／F.生体機能のモニタリング

診察・検査時の看護師の役割

- 診察・検査における看護師の役割は，患者が必要な検査や治療を不安なく，スムーズに実施できるように，環境を整え，身体的・精神的な侵襲を最小限にすることと，医師の診療の補助である．

- 近年は，臨床検査技師が直接患者に対して行う検査が増加しているため，臨床検査技師に対して事前に患者の情報提供も必要である．

- 患者に対する看護には，患者の検査に対する不安を軽減するため，医師から説明された検査目的や実施方法について患者が理解できているかを確認し，必要に応じて補足することや，医師に対して再度説明を求めるなどがある．

- 医師の診療の補助としては，診察の介助，検体の採取などがある．

- 医師や臨床検査技師と共有すべき情報は，既往や服用している薬剤，アレルギー歴，患者の全身状態など，片麻痺など活動制限の有無，難聴や失語などコミュニケーションに影響する事柄などがある．

検体検査(血液, 尿, 便, 喀痰, 胸水, 腹水, 骨髄液)

- 検体検査は，生体から血液，尿，便，喀痰，胸水，腹水，骨髄液などを採取して行う検査であり，看護師が採取に直接関わるもの，患者に採取方法を指導して自己採取してもらうもの，医師の採取を補助するものがある．

- 看護師は，検体採取の目的，方法，検体の取り扱いについて理解しておく必要がある．

1.血液検査

①血液検査の目的
- 血液検査をすることによって，①病態・疾患の把握，②感染徴候の有無，循環動態，④代謝の変化などといった，治療やケアに必要で重要な情報を得ることができる．

②血液検査の種類
- 血液学検査，生化学検査，輸血・免疫に関する検査，細菌・微生物検査など多くの種類があり，検査によって採血管が異なる．
  ➡ファイリングノート2　pp.60-62参照

■ 採血管内の添加剤

- 採血管にはさまざまな種類があり，検査項目に応じた薬剤が入っており，キャップが色分けされている．

- 血球数（血液細胞数）を数える場合は，抗凝固剤入りの採血管が使用される．

- 電解質や中性脂肪，梅毒抗体，交差適合試験などでは，血清で検査するため，抗凝固剤は使用しない．抗凝固剤なしで採取された血液は，通常は室温で凝固する．

- 凝固した血液は，遠心操作により上清部分の血清と下層部分の血餅に分けられて検査される．

■ 真空管採血の順序

- 真空管採血を複数の採血管で行うとき，凝固系検査用の採血管は2番目以降にしたほうがよいとされる．

- 凝固系検査の採血管を最初にすると，穿刺時に組織液が混入し，組織液に含まれる凝固因子によって，検査値に影響が出る可能性があるためである

- 真空管採血では，たとえば次の順番で行う必要がある．

● 真空管採血の順番（例）

①凝固しても問題がない，血清で検査する生化学検査用の採血管
②凝固検査用の採血管
③④凝固すると問題が生じる血算検査
⑤血糖検査用の採血管

● 真空管採血の順番の例

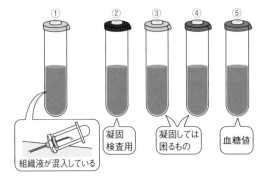

① ② ③ ④ ⑤

組織液が混入している
凝固検査用
凝固しては困るもの
血糖値

＊一般的に採血管の順序には施設ごとの基準があり，検査の種類や優先度によって変更される場合もあることに注意して確認する．

■**採血の方法**

①**採血の時間**

- 採血は，身体の基礎代謝が安定しており，食事や点滴を行う前である，**起床時の空腹状態で行う**.

- 身体内でのホルモンバランスや酵素などは，運動や食事，服薬などにより日内変動し，代謝に影響する．これらの変動因子が採血に影響し，本来の身体反応を見誤る可能性がある．さらに，同じ患者のデータであれば，測定時間もばらつきがないほうが比較しやすい.

②**採血方法の選択**

- 採血方法の選択は，採血管の本数や穿刺する血管などに合わせて検討する．現在は安全性などの点から，**真空管採血**が多く行われている.

- 静脈血採血で使用する針は，21 ～ 22G（ゲージ）が一般的である．23Gよりも細い針は，溶血を起こすため，使用しない.

- 血管が太く，容易に穿刺できる場合は**直針**を選択し，血管が細く，逆血を確認しながら穿刺する必要のある場合は，**翼状針**を選択する.

- 血管が細い場合や真空管の陰圧では血液がスムーズに吸引できない場合は，**シリンジ採血**を選択する.

● **血液検査値に影響を与える因子**

生理的因子	①食事の影響	• 食後に上昇するものとして，血糖，中性脂肪，インスリン，胆汁酸，β-リポプロテインなどがある.
	②運動の影響	• 運動後に上昇するものとして，筋肉から産生されるクレアチンホスホキナーゼ(CPK)，アルドラーゼ，AST（アスパラギン酸アミノトランスフェラーゼ），LDH（乳酸脱水素酵素），乳酸などがある.
	③日内変動によるもの	• ビリルビン，ヘモグロビン，血清鉄，電解質，コルチゾール，ACTH（副腎皮質刺激ホルモン）など.
物理的因子	①溶血による影響	• 採血にあたり，細い針を使用したり，強く吸引すると溶血をきたす. • 溶血によるヘモグロビンが影響するものとしては，総タンパク，クレアチニン，尿酸がある. • 偽上昇をきたすものとして，LDH，アルドラーゼ，血清鉄，酸性ホスファターゼなどがある.
	②採血時間の延長	• 採血時間が3分以上かかる場合は，針の刺入部から組織液が入って血液が固まりやすくなり，血液凝固因子の測定結果に影響を及ぼす.
物理的因子	①溶血による影響	• 採血にあたり，細い針を使用したり，強く吸引すると溶血をきたす. • 溶血によるヘモグロビンが影響するものとしては，総タンパク，クレアチニン，尿酸がある. • 偽上昇をきたすものとして，LDH，アルドラーゼ，血清鉄，酸性ホスファターゼなどがある.
	②採血時間の延長	• 採血時間が3分以上かかる場合は，針の刺入部から組織液が入って血液が固まりやすくなり，血液凝固因子の測定結果に影響を及ぼす.

③駆血帯の巻き方

・駆血帯は肘関節から5〜10cm中枢側に巻く.

・駆血帯がゴム製の場合は，事前に患者にラテックスアレルギーがないか確認しておく.

④採血部位

・採血に適している部位は，上肢であれば橈側皮静脈と尺側皮静脈が肘窩のところで交通する肘正中皮静脈が採血の穿刺部位の第一選択になる.

・患者の状況と状態をきちんとアセスメントし，穿刺部位を選択する．神経や動脈がある部位は避ける.

●**採血を避けるべき部位**

- 点滴をしている上肢
- 骨折や外傷，熱傷などの損傷がある周囲
- 内シャント造設側
- 静脈瘤のある周囲

●**肘正中皮静脈**

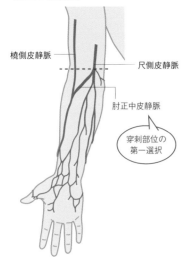

橈側皮静脈
尺側皮静脈
肘正中皮静脈

穿刺部位の
第一選択

●**神経と動脈の走行**

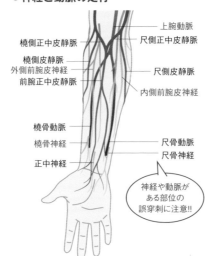

上腕動脈
橈側正中皮静脈
尺側正中皮静脈
橈側皮静脈
外側前腕皮神経
前腕正中皮静脈
尺側皮静脈
内側前腕皮神経
橈骨動脈
橈骨神経
正中神経
尺骨動脈
尺骨神経

神経や動脈が
ある部位の
誤穿刺に注意!!

⑤刺入角度

・静脈血採血の場合は，針の刺入角度は皮膚に対して 10 〜 30°で行う．

・刺入角度が大きすぎると血管を貫通してしまう可能性があることに注意する．

● **真空管採血の手順**

①駆血帯を巻く
肘関節から5〜
10cm中枢側

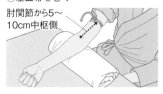

④採血管を抜き，駆血帯を外す
駆血帯を外す

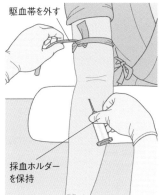

採血ホルダー
を保持

②穿刺部位の確認・消毒
中心から外側に
向かって消毒

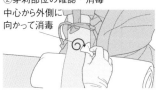

③採血ホルダーを穿刺・固定し，
採血管を挿入

針先がずれ
ないように
固定

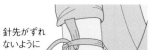

採血管

⑤抜針する

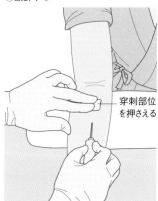

穿刺部位
を押さえる

⑥検体の保存

・検体の測定結果はさまざまな要因の影響を受けるため，検体の保存は，検体ごとに適切に行われなければならない．

● **検体採取の状態や保存方法により受ける影響**

採血時の溶血	血球中の成分が出てしまうため，LDH（乳酸脱水素酵素），AST（GOT）などが本来よりも高い値（偽高値）になる．
全血の検体を長時間室温に放置	赤血球の解糖作用により，血糖値は1時間で約10％低下するため，血糖測定の場合には抗凝固剤と解糖抑制剤が添加された採血管を用いる．
全血のまま冷蔵保存	血球からカリウムが出て偽高値になる．
室温放置	低下：CK（クレアチンキナーゼ），TG（中性脂肪） 上昇：乳酸，アンモニア，遊離脂肪酸，ピルビン酸，無機リン，酸性ホスファターゼ

2. 尿

①目的

- 尿の成分は血液成分をある程度反映するので，腎疾患以外の疾患スクリーニング検査として応用できる．

②種類

定性検査	随時尿．早朝尿（起床後最初の尿）が望ましい．
定量検査	原則的に24時間蓄尿が望ましい．
細菌検査	中間尿．排尿時の最初と最後の尿は採取しない．
細胞診検査	随時尿．早朝尿（起床後最初の尿）は採取しない．

③採尿法

中間尿	・外尿道や膣由来の成分の混入を防ぐために一般的に用いられる尿である． ・排泄された始めの尿や，最後の尿を用いず，排泄途中の尿を用いるもの． ・尿の細菌検査を行う場合には，局所の清拭を行った後に中間尿の採取を行うと，汚染による影響を防ぐことができる．
全尿	・蓄尿法により排泄された全ての尿を用いるもの．
初尿	・排泄された最初の尿を用いる方法．淋菌やクラミジアなどの検出に有効．
分杯尿	・排尿時に，前半と後半で2つのコップに分けて尿を採取する方法． ・尿路内における出血や炎症部位の推定に有効である．
カテーテル尿 膀胱穿刺	・自然な排尿が困難な場合や，微生物学的検査を目的として用いられる．

④採尿時間

早朝尿 （起床時尿）	・就寝前に排尿し，朝おきがけに採取した尿で，尿中成分の多い濃縮された尿を得ることができる． ・入院患者や学童集団検診などに用いられる．
随時尿	・任意の時間に採取した尿であり，外来時に採取される尿の多くがこれにあたる． ・早朝尿に比べると希釈されている場合が多く，尿中の成分はそれだけ少ないものになるが，患者に時間的制限がなく，また新鮮な尿を検査することができる．
24時間 蓄尿	・24時間の尿をすべて蓄尿することで，1日の尿量測定や比重測定，クレアチニンや尿糖，ホルモンなどの正確な1日排泄量が測定できる． ・7時から翌朝7時までの24時間尿の採取では，開始時刻である7時に排尿した尿は捨て，次回の排尿から尿を蓄尿する． ・排便時に出た尿も蓄尿する． ・終了時刻である翌朝7時に出た尿は蓄尿する． ・全量測定後，全尿を十分に撹拌してから一部を検体として採取し，臨床検査室に提出する． ●**蓄尿法**

3.便

①便検査の目的

便鮮血検査	• 消化管出血の検出（とくに大腸の出血の検出に有効）. • 消化器にがんや潰瘍などの消化器病がある場合には，しばしば出血をして便に血が混じるため，とくに，大腸がんやその前駆症である大腸ポリープのスクリーニング検査として重要.
寄生虫・原虫検査	• 海外渡航の増加や生活環境の変化により，マラリア，赤痢アメーバ，アニサキス症，ランブル鞭毛虫，犬回虫症などが増加しているために原因寄生虫・原虫を特定，感染の拡大を防ぐために行う.

②便の性状と疾患

• 成人の正常な便は有形軟便で，正常な便の色は胆汁に含まれるビリルビンが腸内で変化したウロビリノーゲンなどにより黄褐色である.

• 排便の性状の観察は，疾患の症状の発見に重要である.

白色便	閉塞性黄疸では胆汁が腸内に流れないため便に色がつかず白い.
タール便	胃や十二指腸から相当出血しているときにみられる特徴的な便で，胃酸と血液が混合することで生じた黒色便.
粘血便	暗赤色の血便に粘液が混じっているものである. 大腸上部からの出血，潰瘍性大腸炎，薬剤による大腸炎などが疑われる.
水様便	水分を多く含んだ塊のない水のような便.

4.穿刺液（胸水，腹水，脳脊髄液，骨髄液）

● 穿刺液検査の目的と採取方法

採取方法	検体	検査の目的
胸腔穿刺	胸水	細菌・病理・生化学検査を行って病因を判定
腹腔穿刺	腹水	出血の有無や性状の確認や病理診断・細菌検査
腰椎穿刺	脳脊髄液	脳・脊髄の炎症，腫瘍，脳血管疾患の診断
骨髄穿刺	骨髄液	骨髄の造血機能や病変の判定（白血病などの血液疾患の診断・がんの骨髄転移）

|| 腹水 ||

- 腹水は，腹腔内に貯留する液体であり，健常な人で10mL程度存在している．

● 腹水の異変から疑われる疾患

漏出性腹水 （非炎症性）	肝硬変，低アルブミン血症，ネフローゼ症候群，うっ血性心不全など
滲出性腹水 （炎症性）	癌性腹膜炎，結核性腹膜炎，膵炎，細菌性腹膜炎

● 腹水の性状と疾患

腹水の性状	疾患
膿性・無臭	上部消化管穿孔，非穿孔性虫垂炎，腸間膜リンパ節炎
膿性・便臭	下部消化管穿孔・外傷性破裂，穿孔性虫垂炎
胆汁様	十二指腸潰瘍穿孔，胆嚢穿孔，外傷性十二指腸破裂
血性	急性膵炎，腸間膜血栓症，絞扼性イレウス，後腹膜出血，癌性腹膜炎
血液	肝癌破裂，子宮外妊娠，卵巣出血，腹部大動脈瘤破裂，脾破裂，外傷性肝破裂，腸間膜破裂，血管損傷
チョコレート色	卵巣嚢腫破裂
淡黄色	肝硬変，癌性腹膜炎による腹水，単純性イレウス

生体検査(X線撮影, 超音波, CT, MRI, 心電図, 内視鏡, 核医学)

- 生体検査(X線撮影, 超音波, CT, MRI, 心電図, 内視鏡, 核医学)の
  概要 ➡ ファイリングノート2 pp.65-82参照

1.X線検査

● 検査前・中・後のケア

	単純X線検査	X線造影検査
	• 妊娠の有無を確認しておく. 被曝リスクはゼロではないが, 診療上の必要があれば妊婦にも検査を施行する場合がある. • ヘアピン, 義歯, 眼鏡などの金属類, プリント柄の衣服, カイロ, コルセット, 湿布, ブラジャーなどは必ず外してもらう.	
検査前	• 撮影する体位によって写し出される画像が異なるため, 立位か仰臥位かなどの体位を確認しておく.	• 検査前は禁飲食の場合があるため, 事前に指示を確認しておく. • 造影剤による副作用出現を防止するため, 過去の造影剤による副作用歴, アレルギー性疾患の既往, 腎機能を確認する. • 上部消化管のX線造影検査などでは, 前処置として鎮痙薬を注射する.
検査中	• 撮影時に身体を動かさない. • 診療放射線技師の「息を吸って, 吐いて, 止めて」の指示に従ってもらう. • 妊婦の場合は下腹部をプロテクターでカバーする(腹部X線撮影の場合).	• 造影剤の副作用が出現しないか, 注意して観察を行う.
検査後	• とくになし	• 造影剤の排泄を促すため, なるべく水分を摂るように説明する.

■造影剤

- 造影剤とは, 画像診断検査をよりわかりやすくするために用いる薬剤全体をいう.

- CT検査やMRI検査などで用いられる造影剤は静脈に注射し, 血管造影検査ではカテーテルを用いて直接血管内に造影剤を注入する.

- 胃や大腸のバリウム検査など消化管や胆道系の造影検査では, 経口, 経内視鏡, 経肛門などというように, 検査の目的とする臓器に対して直接用いられることもある.

● 主な造影剤

硫酸バリウム	・食道，胃，腸などの消化管の検査に多く使用される. ・消化管に投与する造影剤であり，誤嚥しやすい患者は肺炎を，消化管穿孔の可能性がある患者は腹膜炎をきたす可能性がある. ・結腸閉塞の可能性のある患者は経口投与できない場合がある.
ヨード造影剤	・CT，血管造影，X線検査で多く使用される. ・副作用の種類としては嘔気，嘔吐，かゆみ，蕁麻疹，血圧低下などが多く，重篤なものとしてはショック，心停止，呼吸困難などがある. ・ヨードの過敏症では，ショックを起こす場合がある. ・甲状腺疾患がある場合は，甲状腺内のヨードの濃度が上昇することで，甲状腺クリーゼを引き起こす可能性がある.
MRI用造影剤	静注造影剤：喘息などのアレルギーのある患者，以前にMRI造影剤を使用して副作用のあった患者には使用不可. 経口造影剤：胃や腸管に出血や炎症がある患者，鉄過敏症や鉄アレルギーのある患者には使用不可.

・造影剤の最大の副作用はアナフィラキシーショックであるほか，血圧低下・徐脈・咽頭浮腫・蕁麻疹・悪心・嘔吐・頭痛・冷汗・急性腎不全がある.

● 副作用の分類

即時性副作用	・造影剤の投与直後に生じる. ・多くはかゆみや蕁麻疹，嘔吐，喉の違和感などの軽い症状だが，まれに呼吸困難，ショック，アナフィラキシー様反応などの重篤な症状を生じる場合がある.
遅発性副作用	・副作用症状のほとんどが投与後すぐに出現する. ・まれに検査後1〜2時間から数日後に遅れて出現する場合がある.

・副作用が起こりやすくなる要因には，①過去に造影剤による副作用を起こしたことがある，②気管支喘息などのアレルギー性疾患，③腎機能低下，糖尿病がある.

● 造影剤使用時の注意と禁忌

・造影剤を使用する場合，禁食になることもある.
・検査前に水分を摂取すると副作用が少なくなる.
・造影剤を注入するための血管ラインを確保する.
・ラインは太く，圧がかかってもそれに耐えられる物を選択する.
・造影剤の注入時に熱感を訴える場合があるため，検査中〜検査後には注意して観察を行う.
・誤って血管外に造影剤が漏れると発赤・疼痛・浮腫・水疱などがみられる.
・検査後は排泄を促すため飲水を勧める.

2.超音波

●検査前・中・後のケア

検査前	・腹部超音波検査の場合は絶食とする. ・食後では消化によるガスが発生しやすい. ・食後は胆嚢が収縮し,観察が困難になる. ・胃の中の食物により膵臓の観察が困難になる. ・経腹で骨盤内(膀胱,前立腺,子宮,卵巣)をみる超音波検査では,尿が膀胱に充満しているほうが,超音波がよく通り,観察しやすいため,排尿をがまんしてもらい,尿が溜まってから検査を行う. ・膀胱留置カテーテルをしている場合は,クランプしておく.
検査中	・検査部位によって体位が異なり,露出する部分も異なる. ・検査中に体位を変えてもらったり,呼吸を止めたりしてもらう場合があるため,必要に応じて声かけを行う.
検査後	・とくになし ・膀胱超音波検査などで排尿をがまんしてもらっていた場合は,検査後には排尿をしてよいことを伝える.

■超音波検査時の体位

①心臓超音波検査時の体位

・左側臥位にして左手はバンザイとし,右手はまっすぐ気をつけの位置にする(心臓が胸壁に密着して,空気が入り込むのを避けることができるため).

②腹部超音波検査の体位

・肝臓はやや左側臥位,腎臓は左右側臥位で行うなど,それぞれの臓器に探触子を当てやすい体位で行う.

3.CT検査

●検査前・中・後のケア

検査前	・検査前1食は禁食とする. ・ヘアピン,義歯,眼鏡などの金属類,プリント柄の衣服,カイロ,コルセット,湿布,ブラジャーなどは必ず外してもらう. ・造影CTの場合,造影剤による副作用出現を防止するため,過去の造影剤による副作用歴,アレルギー性疾患の既往,腎機能を確認する.
検査中	・仰臥位になり,身体の力を抜いてリラックスしてもらうように声をかける. ・頭部CT検査や頸部CT検査 　➡腕が撮影部位に重なり,写り込まないように,両腕を腹部の上に置いてもらう. ・胸部CT検査や腹部CT検査,骨盤CT検査 　➡腕が撮影部位に重なり,写り込まないように,両腕を上に挙げてもらう. ・検査中は撮影部位が動かないよう注意して観察する. ・造影CT検査の場合は,造影剤による副作用が出現しないか,注意して観察する.
検査後	・造影CT検査の場合には,排泄を促すために水分を摂るように説明する. ・造影CT検査の場合は,造影剤注入部位の止血を確認し,副作用の有無を観察する. ・帰宅後,不快な症状などがある場合は,必ず病院に連絡するように伝える.

4.MRI検査

●検査前・中・後のケア

検査前	• 造影剤を使用する場合は，副作用出現を防止するため，過去の造影剤による副作用歴，アレルギー性疾患の既往，腎機能を確認する. • 造影剤を使用する場合は，CT検査と同様に，検査前1食は欠食（最低4時間は欠食）. • 水分の摂取は問題ない. • ペースメーカーなどの金属類を体内に埋め込んでいないか，刺青をしていないかを確認する. • 金属製の車椅子やストレッチャー，酸素ボンベ等は持ち込まない. • 以下のものは吸着事故，発熱，熱傷の可能性があり，検査室内に持ち込めないため事前に外してもらう. 　➡時計，眼鏡，義歯などの金属類，カイロ，湿布，カラーコンタクト，磁気カード類 ※胎児に対するMRI検査の安全性は確立されていない．原則として妊娠中の場合は検査をしない.
検査中	• 一定の姿勢を保持しての撮像時間が長いため，検査中に痛みなどで動いてしまわないように体位の工夫を行う. • 患者の保温に注意する（高齢者は靴下をはかせるなど）. • 造影剤を使用した場合は，副作用に注意して観察を行う.
検査後	• MRIそのものには注意すべきことはないが，造影剤や睡眠薬などを使用した場合は，薬剤の副作用に十分注意する.

5.心電図検査

- 心電図検査には，モニター画面上に常に心電図波形が表示され，24時間継続して患者を観察し続けることのできる**モニター心電図検査**がある．不整脈だけを観察したい場合に便利である．

  ➡**ファイリングノート2 p.65参照**

- 心臓をさまざまな角度から眺めて，心臓の病気がどこで起きているのかを判断するための**12誘導心電図検査**がある．

- 12誘導心電図は，電極をわずか数分間（計測時間は数10秒間）つけるだけで計測が完了するため，簡単で患者に苦痛を与えない計測方法として普及している．

- モニター心電図が「それまでと比べて，どこがどのように変化したのか」を確認するものであるのに対して，12誘導心電図は「どの部分がどのような状態になっているのかを，より正確に知るため」にとるものである．

● 12誘導心電図の電極装着前の注意点

> ①患者に12誘導心電図検査を行うことを説明する．
> ②カーテンやドアを閉めて，プライバシーに配慮する．
> ③露出は必要最小限にする．
> ④室温調節をして，寒くなりすぎないようにする．
> ⑤検査中も声かけをし，不安がないようにリラックスしてもらう．

■四肢誘導の電極装着部位

- 四肢誘導とは，四肢に4つの電極をつけ，心臓から出ている電気信号を，右手，左手，左足の間の電位の差でみることである．

- 心臓の電気的活動を観察する誘導法には，「双極肢誘導」と「単極肢誘導」がある．

● 4つの電極の左右の上肢・下肢との対応

右上肢	赤色
左上肢	黄色
右下肢	黒色（アース電極）
左下肢	緑色

■胸部誘導の電極装着部位

- 胸部誘導とは，胸部の各点の電位の差をみることで，より心臓に近い部位の電位を測定する.

- 頭文字の「V」は電圧(voltage)で，第4肋間胸骨右縁から順に数字をつけて表している.

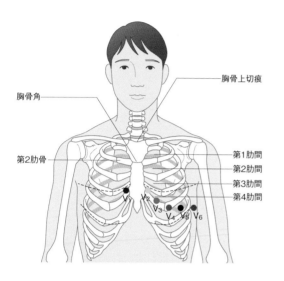
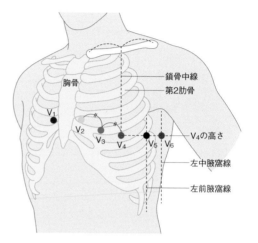

V1	赤	第4肋間胸骨右縁
V2	黄	第4肋間胸骨左縁
V3	緑	V2とV4を結ぶ線上の中央
V4	茶	左第5肋間と鎖骨中心線の交点
V5	黒	V4と同じ高さで前腋窩線との交点
V6	紫	V4と同じ高さで中腋窩線との交点

※第4肋間を探す場合，胸骨の上にある胸骨角(胸骨の突起部分)が第2肋骨と平行していることから，胸骨角を目安として，第2肋間，第3肋間，第4肋間と順に探る方法もある.

●装着時の注意点

- V1(赤)とV2(黄)は，胸骨の右縁と左縁である. 胸骨の幅は3cm程度であり，広げすぎないよう注意する.

- V3(緑)はV2(黄)とV4(茶)の中点であり，解剖学的な場所が決まっているわけではない.

- V5(黒)，V6(紫)は，V4(茶)と同じ高さである. 臥位の患者の側面から見るとV4(茶)から垂直におりてくる線上になる. V4(茶)にならって第5肋間や第6肋間になるわけではない.

経皮的動脈血酸素飽和度（SpO₂）の測定，血糖測定

■ 経皮的動脈血酸素飽和度：SpO₂

経皮的動脈血酸素飽和度 (SpO₂) は，動脈血採血を行わずに動脈血酸素飽和度 (SaO₂) の状態とほぼ同じ数値が得られるため，呼吸管理の重要なモニターとなる.

- 一酸化炭素 (CO) 中毒の場合，一酸化炭素は酸素よりも強くヘモグロビンと結合する性質があるため，SpO₂測定は無意味である.
  ➡ ファイリングノート2 pp.69-70参照

モニタリング機器の取り扱い

- ME (Medical Engineering) 機器とは，医療に用いられている工学機器すべてをいう.

1.ME機器の安全管理の流れ

①電気的安全の確保
- ME機器から患者への漏電と感電を防ぐため，十分に注意する.
  例：アースは患者の身体に接着しない.
     地表に逃がすようにアース端子にしっかり取り付けるか地面に接地させる.

マクロショック	・電気が皮膚の表面から流れ込んで起きる電気ショック.
ミクロショック	・電流が皮膚を通さず直接心臓に流れて起こる電気ショック. ・心室細動を起こすことがある.

②交差感染予防
- ME機器に応じた消毒・清掃方法を熟知しておく.

- ME機器は患者の体表に接着して用いられることが多いため，血液や体液による汚染の危険性が常にあり，そのまま使用すると患者間の交差感染を生む危険性が高い.

- ベッドサイドモニタの操作パネルやパソコンなどは，接手に触れることが多い．このため，0.5％グル混酸クロルヘキシジンアルコールで1日2回以上清拭する.
- 噴霧消毒は，噴霧により機器の内部に消毒薬が入り込み，電子回路に結晶が付着するなど機能作動に障害を与えるおそれがあるため，行わない.
- 人工呼吸器などは，機器の清拭後に必ず機器の設定を再確認する．電源を切ることはできないが，機器の清拭時に誤ってボタンを押してしまい，設定が変わってしまうことがあるためである.

2. 人工呼吸器の使用における安全管理

① 人工呼吸器関連肺炎（VAP）

・人工呼吸管理中に発生する院内感染の1つである.

・人工呼吸管理においては，開始前に肺炎がないことが条件である.

定義	気管挿管による人工呼吸開始48時間以降に発症する肺炎	
分類	早期VAP：気管挿管4日以内に発症した肺炎	晩期VAP：気管挿管5日以降に発症した肺炎
予防	・必要のない挿管はしない. ・口腔ケア，誤嚥予防（誤嚥予防にはセミファウラー位が効果的）. ・カフ圧管理：20cmH$_2$O以上，30cmH$_2$O以下で管理する. ＊カフ圧は30cmH$_2$Oを超えると気管粘膜の血流を阻害するといわれ，20cmH$_2$O以下の低圧ではVAPのリスクが高くなるという報告がある. ・カフ上部吸引：カフの上に貯留した分泌物を下気道に垂れ込む前に吸引する.	

② 人工呼吸器による陽圧換気の合併症

陽圧換気による影響	合併症
胸腔内圧の上昇 ➡大静脈が圧迫され中心静脈圧が上昇 ➡静脈還流が減少	心拍出量の低下，血圧低下，尿量減少
酸素中毒	無気肺や肺水腫
加圧による肺胞損傷	気胸
脳静脈還流減少	頭蓋内圧亢進
肝のうっ血	肝機能障害
ストレスで胃液分泌の減少が生じる	消化性潰瘍

6. 看護の役割と機能／A. 看護の場に応じた活動

在宅における看護活動

- 在宅における看護には，慢性的な病気や安定期に入り自宅療養が可能な状態になった場合に住み慣れた自宅で行う看護のほか，病気に罹患する前の段階の人々に対して行う予防的ケアや，病気や障害をもちながら人生の終末まで暮らしていく人々とその家族を支援していくことまでが含まれる．

- 在宅で暮らす人々への看護の提供は，訪問看護，外来看護，学校における看護(学校看護)，行政における保健活動(行政看護)，職場における産業看護など多様である．

- 2014年に，地域における医療及び介護の総合的な確保を促進するための関係法律の整備に関する法律(医療介護総合確保促進法)が交付・施行され，地域包括ケアシステムの整備と充実が進められている．

医療施設における看護活動

- 医療施設とは，医療法において定義されている医療提供施設であり，病院，診療所，助産所，介護保健施設，介護医療院の5種類がある．

- 病院や有床診療所では，入院患者と外来患者に対する対応を行う．検査や治療の補助，症状観察，療養に関する指導，入院患者に対しては療養上の世話，感染症の予防と隔離に関わる活動を，患者の個別性に応じて行う．

- 入院設備のない無床診療所では，検査や治療の補助，症状観察，療養に関する指導などを患者の個別性に応じて行う．

- 助産所は9床までの入所施設をもつ助産師が管理者となる医療施設で，妊娠中の指導，出産の介助，出産後の育児指導や母親の乳房管理，家族計画までのケアを一貫して行う．

- 介護保健施設は，急性期を脱した要支援及び要介護の高齢者が，医療機関から生活の場である居宅または福祉施設に移行するまでの間に医療・看護サービスを提供する中間施設であり，入所中の健康管理とリハビリテーション，療養上の世話を患者の個別性に応じて行う．

- 介護医療院は介護保険施設でもあり，病院での治療を必要とするほど重症ではないが，長期的に医療と介護を高齢の入所者に対して，健康管理と療養上の世話を患者の個別性に応じて行う．

保健施設と福祉施設における看護活動

- 保健とは，健康を保つことであり，保健に関わる施設には，地域保健法に基づく保健所や市町村保健センター，学校保健安全法と学校教育法に基づく学校保健に関わる各学校の保健室や，大学の保健センターなどがある．

- 保健所では，精神保健の第一線機関としてのこころの相談のほか，感染症の相談などが行われる．

- 学校保健では，養護教諭や特別支援学校などに配置された看護師が，児童生徒の保健や環境衛生の実態を的確に把握して，疾病，情緒障害，体力，栄養に関する問題など心身の健康に問題をもつ児童生徒の個別指導や，健康な児童生徒に対する健康増進に関する指導を行う．

- 看護師が関わる福祉施設には，老人福祉施設，介護老人福祉施設，地域包括支援センター，保育園・乳児院，精神障害者社会復帰施設，障害児・者施設があり，利用者の健康管理に関わる．

6. 看護の役割と機能／B. 保健・医療・福祉の連携と継続看護

保健・医療・福祉のチームにおける看護職の役割と機能

- わが国における，少子高齢化の進展による人口構造の変化によって多様化・複雑化し，増大した医療・介護のニーズに応え，健康な社会をつくるために，地域を基盤とし，医療・ケアと生活が一体化した地域完結型の地域包括ケアシステムの整備・充実が進められている.

- 地域包括ケアシステムによって，住民に質の高い医療・介護などのサービスが必要な時に切れ目なく提供されるために，保健・医療・福祉の多職種が連携したチームケアが行われる. その中で看護職が求められる役割には，ケア提供の対象と家族の思いを医療チームへ繋げる代弁者としての役割，侵襲の強い治療や処置に対応して患者のこころとからだを支える役割，看護師の専門職としての意見を伝え患者に適正な治療やサービスが提供されるように図る役割などがある.

保健・医療・福祉の連携を支える仕組み

- 2005年に介護保険施行後最初の改正で創設された地域包括支援センターは，高齢者の保健医療の向上ならびに福祉の増進を包括的に支えるために区市町村に設置される中核的な機関であり，地域包括ケアシステムの実現に向けた中核機関でもある.

- 地域包括支援センターは，地域の高齢者に対する総合相談や権利擁護，地域の支援体制の整備，介護予防のための援助といった多角的な地域包括ケアを実施している.

- 2006年の医療法改正により，病院または診療所の管理者に対し，「福祉サービスその他の関連するサービスとの有機的な連携」を図ることが義務として明記された. 病院や診療所を退院する患者が引き続き療養を必要とする場合には，保健医療サービスや福祉サービスを提供する者との連携を図り，退院後も適切な環境の下で療養を継続することができるよう配慮しなければならないこととなっている.

- 2014年に施行された医療介護総合確保推進法では，医療・介護を同等に取り扱い，地域包括ケアシステムを構築することが明記されている.

- 地域包括ケアシステムを推進していくために，厚生労働省は，役所の人間やケアマネジャー，介護サービス提供事業者，医療機関および社会福祉協議会の関係者，町内会・ボランティア団体の代表者，さらには民生委員まで，実にさまざまな立場の人が参加する地域ケア会議を推奨している.

施設内・施設間における継続看護

- 継続看護とは，看護の対象となる人々の療養生活における継続と，療養の場の移動や健康状態の変化にかかわらず，一貫した看護が提供されるという看護の質的な継続を意味する.

- 1969年のモントリオール国際看護師協会 (ICN) 大会においては，継続看護は「その人にとって必要なときに，必要な場所で，適切な人によって看護を受けるシステム」と定義づけられた.

- 施設内での継続看護は，外来における診療科間における連携，入院の場合には外来から病棟，転棟する場合の病棟から病棟，退院の場合には病棟から外来への連携によって行われる.

- 施設間における継続看護は，医療施設から医療施設，医療施設から福祉施設，福祉施設から医療施設などがある.

- 継続看護は，**情報共有**が適切に行われることによって可能となる.

- 継続看護を行うための情報共有をするために，退院支援から地域の看護師が参加することによる**看看連携**，外来カンファレンスや**退院調整会議**の実施，**看護サマリー**の充実が期待される.

MEMO

MEMO

248